ERKE JIBING

儿科疾病临床治疗

ER KE JI BING
LIN CHUANG ZHI LIAO

主编 周 春 杨 玲 赵洪春

 江西科学技术出版社

江西·南昌

图书在版编目（CIP）数据

儿科疾病临床治疗 / 周春, 杨玲, 赵洪春主编. —
南昌：江西科学技术出版社, 2019.6（2023.7重印）
　ISBN 978-7-5390-6846-6

Ⅰ. ①儿… Ⅱ. ①周… ②杨… ③赵… Ⅲ. ①小儿疾
病 – 诊疗 Ⅳ. ①R72
　中国版本图书馆CIP数据核字（2019）第121940号

国际互联网（Internet）地址：
http://www.jxkjcbs.com
选题序号：**KX2019060**
图书代码：**B19081–102**

儿科疾病临床治疗　　　　　　　　　　　　周春　杨玲　赵洪春　主编

出版 发行	江西科学技术出版社
社址	南昌市蓼洲街2号附1号
	邮编：330009　电话：（0791）86623491　86639342（传真）
印刷	永清县晔盛亚胶印有限公司
经销	各地新华书店
开本	787 mm × 1092 mm　1/16
字数	136千字
印张	8.25
版次	2019年6月第1版　2023年7月第2次印刷
书号	ISBN 978-7-5390-6846-6
定价	55.00元

赣版权登字–03-2019-161

前 言

前言儿科是全面研究小儿时期身心发育、保健,以及疾病防治的综合医学科学。儿科疾病包括急救、感染、营养、新生儿、呼吸、泌尿、血液、心血管、消化、内分泌、神经、结缔组织、免疫、遗传代谢等儿科重要系统的疾病。孩子是祖国的希望,是人类血脉传承得以延续的前提。研究儿科疾病临床治疗,确保下一代科学健康的成长是广大医学从业者至高的使命。

本书着重临床诊治,第一章儿科基础对儿科生理、病理、病因、诊断与常规治疗做了简单的介绍,之后对小儿腹泻、小儿呼吸系统疾病、小儿循环系统疾病、小儿泌尿系统疾病、小儿神经系统疾病、小儿结缔组织病,以及其他疾病的临床诊断与治疗做了辩症分析,最后写儿童营养与保健,具有较强的临床实用性和指导作用。

由于本书包含内容较多,涉及知识较烦琐,编写人员多,各章节内容的格式、深度和广度可能并不一致,且谬误无可避免,敬请广大读者批评指正。

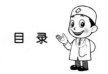

目 录

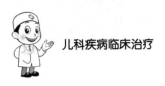

1 儿科基础

1.1 儿科概述

1.1.1 小儿年龄分期

小儿生命活动的开始,起于胚胎。新生命诞生之后,便处在不断的生长发育过程中。由于不同年龄小儿发育成熟的程度不同,在生理、病理、形体、功能活动、心理方面各有特点。受不同环境、气候、生活条件的影响,在养育保健、患病种类、临床表现上也各有差异。古代医家对小儿年龄的分期,最早在《灵枢·卫气失常》中就提出"十八已上为少,六岁已上为小",现代将 18 岁以下者均划归为儿科范畴。为了更好地指导教养和防治疾病,有必要将儿童阶段按年龄分为以下 7 个时期。

1.1.1.1 胎儿期

从受孕到分娩共 40 周,称为胎儿期。胎儿完全依赖于母亲而生存,孕母的营养、健康、情绪、环境、疾病等均可影响胎儿的生长发育。正如朱震亨《格致余论·慈幼论》所说:"儿之在胎,与母同体,得热则俱热,得寒则俱寒,病则俱病,安则俱安,母之饮食起居,尤当缜密,不可不知也。"

胎儿如茸芽,极易伤损夭折。尤其在妊娠早期 3 个月内,胎儿的各系统器官正处于分化发育成形阶段,若此时受到不良因素的刺激,可造成流产、死胎、先天畸形等。妊娠中期若受到伤害,常造成胎萎不长。妊娠后期遭受刺激,可导致早产。因此,要做好胎儿期保健,指导孕期卫生,预防感染,保证饮食营养,劳逸适度,避免精神刺激、放射线照射,减少不必要的用药等。

此外,我国还把从孕期满 28 周到出生后 7 足天,定为围生期。围生期小儿死亡率

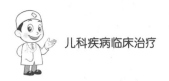

高,重视优生优育,必须抓好围生期保健。

1.1.1.2　新生儿期

从出生后脐带结扎时起,到出生后满28天,称为新生儿期。这一时期小儿刚脱离母体而独立生活,经历了内外环境的突然变化,机体内部也发生了相应的改变,开始呼吸和调整循环,依靠自己的消化系统摄取营养、泌尿系统排泄代谢产物。这一时期小儿脏腑娇嫩、形气未充的生理特点表现最为突出。精神发育尚未成熟,脏腑功能未臻健全,机体稚嫩,调节功能不足,对外界的适应能力和防御能力都较差,容易患病,患病后反应差、变化快,死亡率高。从时间上看,此期也属于婴儿期,但由于此期婴儿在生长发育和疾病表现等方面具有非常明显的特殊性。因此,将此阶段单列为新生儿期,以引起重视,加强保健。

1.1.1.3　婴儿期

从出生到1周岁之前,称为婴儿期。这一时期生长发育极为迅速,充分显示了小儿生机蓬勃、发育迅速的生理特点。1周岁时,体重增长到出生时的3倍,身长增长到出生时的1.5倍。由于生长迅速,机体对营养物质的需求特别旺盛,但由于婴儿脾胃未充,运化力弱,稍有喂养不当,极易发生呕吐、泄泻、腹痛、食滞、疳证等脾胃病证。因此需要合理喂养,及时添加辅食,预防脾胃病发生。同时,婴儿肺脏娇嫩,卫表未固,从母体获得的免疫能力逐渐消失,自身免疫力又未能健全,容易遭受外邪侵袭,导致肺系疾病和时行疾病的发病率增高。因此要按时预防接种,增强抗病能力。同时要多晒太阳,防止佝偻病。

1.1.1.4　幼儿期

从1周岁到满3周岁之前,称为幼儿期。这一时期体格增长速度较前减慢,但动作、语言、思维活动发育加快。随着年龄增长,户外活动增多,感染机会增加,容易发生时行疾病,故应继续做好预防接种工作。同时,小儿饮食已逐步过渡到普通饮食,乳牙渐次长齐,要培养小儿良好的饮食习惯,做到不偏食、不挑食、少吃零食,从小养成爱清洁讲卫生的良好习惯,以防止脾胃病的发生。并应重视对幼儿的早期教育,防止意外事故的发生。

1.1.1.5　学龄前期

从3周岁到6~7周岁(进入小学前),称为学龄前期。这一时期体格发育稳步增长,智力发育迅速,活动能力增强,同时因不知危险而易发生意外。因此,要注意防止误食药物、毒物,防止跌仆损伤、触电、溺水、车祸等意外事故发生。此期抗病能力较以前增强,发病率有所下降,但对有些经常发病未愈的患儿,如反复呼吸道感染、哮喘、厌食等,应抓紧调治,以免迁延至学龄期,影响学习。

1.1.1.6　学龄期

从入小学开始(6~7周岁)到青春期前,称为学龄期。这一时期体格发育仍稳步增长,除生殖系统外,其他器官的发育到本期末已接近成人水平。脑的形态发育已与成人基本相同,智能发育更为成熟,控制、理解、分析、综合能力增强,能适应正规的学习生活。学校、家庭、社会都应注意培养他们良好的学习习惯,使其在德、智、体等方面充分发展。这一时期发病率较以前进一步降低,但哮喘、紫癜、肾病综合征等疾病增多,故应做好预防工作。

1.1.1.7　青春期

青春期年龄范围一般指10岁至18岁,女孩比男孩青春期开始与结束的年龄早2年左右。青春期个体差异较大,可相差2~4岁。这一时期的显著特点是肾气盛,天癸至,生殖系统发育迅速,趋向成熟,女孩乳房发育,月经来潮,男孩喉结显现,发生遗精。体格生长出现第二次高峰,体重、身高显著增长,心理变化也较大。此期应保证营养充足,满足发育所需;及时进行生理卫生教育,做好心理卫生工作;教育他们树立正确的人生观,促进身心健康成长。

需要指出的是,我们在临床工作中不能孤立地看待某个时期,生长发育是一个连续有序的分阶段性的过程,前一个年龄段的发育为后一个年龄段的发育奠定基础,任何一个年龄段的发育障碍,都会影响后一个年龄段的发育。

1.1.2　小儿生长发育

1.1.2.1　体格发育

(1)体重

体重是小儿机体量的总和,是代表体格生长,尤其是营养状况的重要指标。临床给药、输液也常依据体重计算。称量体重,应在晨起空腹时将尿排出后脱去衣裤、鞋袜后进行。

小儿体重的增长不是匀速的,一般年龄愈小,增长愈快。出生时体重约为3 kg,出生后的前半年平均每月增长约0.7 kg,后半年平均每月增长约0.5 kg,1周岁以后平均每年增加约2 kg。

同一年龄小儿的体重可有一定的个体差异,其波动范围不超过正常均值的10%。体重增长过快常见于肥胖症,体重低于正常均值的85%者为营养不良。

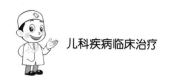

（2）身高（长）

身高是指从头顶至足底的垂直长度。一般 3 岁以下小儿立位测量不易准确，应仰卧位以量床测量，称身长。立位与仰卧位测量值约相差 1cm 左右。测量身高时，应脱去鞋袜，摘帽，取立正姿势，枕、背、臀、足跟均紧贴测量尺。

身高的增长规律与体重相似，年龄越小增长越快。出生时身长约为 50cm。生后第一年身长增长最快，约 25cm，其中前 3 个月约增长 12cm。第二年身长增长速度减慢，约 10cm。2 周岁后至青春期前身高（长）增长较平稳，每年约 7cm。进入青春期，身高增长出现第二个高峰，其增长速度约为学龄期的 2 倍，持续 2~3 年。临床可用以下公式推算 2 岁后至 12 岁儿童的身高：

（cm）= 75 + 7×年龄

身高增长与种族、遗传、体质、营养、运动、疾病等因素有关，身高的显著异常是疾病的表现，如身高低于正常均值的 70%，应考虑侏儒症、克汀病、营养不良等。

此外，还可测定上部量和下部量。上部量指从头顶至耻骨联合上缘的长度，下部量指从耻骨联合上缘至足底的长度。上部量与脊柱增长关系密切，下部量与下肢长骨的生长关系密切。12 岁前上部量大于下部量，12 岁时上部量与下部量相等，12 岁以后下部量大于上部量。

（3）囟门

囟门有前囟、后囟之分。前囟是额骨和顶骨之间的菱形间隙，后囟是顶骨和枕骨之间的三角形间隙。前囟的大小是指囟门对边中点间的连线距离。

前囟应在小儿出生后的 12~18 个月闭合。后囟在部分小儿出生时就已闭合，未闭合者正常情况应在生后 2~4 个月内闭合。

囟门反映小儿颅骨间隙闭合情况，对某些疾病诊断有一定意义。囟门早闭且头围明显小于正常者，为小头畸形；囟门迟闭及头围大于正常者，常见于解颅（脑积水）、佝偻病等。囟门凹陷多见于阴伤液竭之失水及极度消瘦小儿，囟门凸出多见于热炽气营之脑炎、脑膜炎等。

（4）头围

自两侧眉弓上缘处，经过枕骨结节，绕头一周的长度为头围。

足月儿出生时头围约为 33~34cm，出生后前 3 个月和后 9 个月各增长 6cm，1 周岁时约为 46cm，2 周岁时约 48cm，5 周岁时约增长至 50cm，15 岁时接近成人，约为 54~58cm。

测量头围在 2 岁以内最有价值，特别是疑为头围异常时，连续跟踪测量比一次测

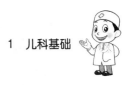

量更为重要。头围的大小与脑的发育有一定关系。

（5）胸围

胸围的大小与肺和胸廓的发育有关。测量胸围时,3 岁以下小儿可取立位或卧位,3 岁以上取立位。被测者应处于安静状态,两手自然下垂或平放（卧位时）,两眼平视；测量者立于被测者右前侧,用软尺由乳头向背后绕肩胛角下缘 1 周,取呼气和吸气时的平均值。测量时软尺应松紧适中、前后左右对称。

出生时胸围比头围小 1~2cm,约 32cm。一般在 1 岁时,胸围与头围大致相等,2 岁后胸围渐大于头围。一般营养不良或缺少锻炼的小儿胸廓发育差,胸围超过头围的时间较晚；反之,营养状况良好的小儿,胸围超过头围的时间较早。

（6）牙齿

人一生有两副牙齿,即乳牙和恒牙。生后 4~10 个月乳牙开始萌出,出牙顺序是先下颌后上颌,自前向后依次萌出,唯尖牙例外。约在 2~2.5 岁出齐 20 颗乳牙。出牙时间推迟或出牙顺序混乱,常见于佝偻病、呆小病、营养不良等。6 岁左右开始萌出第 1 颗恒牙,自 7~8 岁开始,乳牙按萌出先后逐个脱落,代之以恒牙,最后一颗恒牙（第三磨牙）一般在 20~30 岁时长出,也有终生不出者,所以,恒牙在 28~32 颗之间。

（7）呼吸、脉搏

呼吸、脉搏的检测应在小儿安静时进行。对小儿呼吸频率的检测可观察其腹部的起伏状况,也可用少量棉花纤维放置于小儿的鼻孔边缘,观察棉花纤维的摆动次数；对小儿脉搏的检测可通过寸口脉或心脏听诊完成。各年龄组小儿呼吸、脉搏的正常值见表 1~2。测量血压时应根据不同年龄选择不同宽度的袖带,袖带宽度应为上臂长度的 2/3,袖带过宽测得的血压值较实际血压值为低,过窄测得的血压值较实际血压值为高。小儿年龄愈小血压愈低。

1.1.2.2　神经心理发育

小儿神经心理发育包括感知、运动、语言、性格、心理活动等方面,是反映小儿发育正常与否的重要指征。神经心理发育除与先天遗传因素有关外,还与后天所处环境及受到的教育等密切相关。

（1）感知发育

①视觉:新生儿视觉不敏锐,在 15~20cm 距离处最清晰,可短暂地注视和反射性地跟随近距离内缓慢移动的物体；2 个月起可协调地注视物体,初步有头眼协调；3 个月时头眼协调好,可追寻活动的物体或人；4~5 个月开始能认识母亲,见到奶瓶表示喜悦；6 个月时能转动身体协调视觉；9 个月时出现视深度感觉,能看到小物体；1 岁半

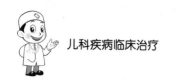

时能区别各种形状;2 岁时能区别垂直线与横线,目光跟踪落地的物体;5 岁时可区别各种颜色;6 岁时视力才达 1.0。视力在外界刺激不断作用下反复练习才得以发展。

②听觉:新生儿出生 3 ~ 7 天听觉已相当良好,3 个月时可转头向声源,4 个月时听到悦耳声音会有微笑,5 个月时对母亲语声有反应,8 个月时开始能区别简单语言的意义,9 个月时能寻找来自不同方向的声源,1 岁时听懂自己的名字,2 岁时听懂简单的吩咐,4 岁时听觉发育完善。听觉的发育对小儿语言的发展有重要影响。

③嗅觉和味觉:新生儿的嗅觉和味觉出生时已基本发育成熟,对母乳香味已有反应,对不同味道如甜、酸、苦等反应也不同;3 ~ 4 个月时能区别好闻和难闻的气味;5 个月时对食物味道的微小改变很敏感,应合理添加各类辅食,使之适应不同味道。

④皮肤感觉:新生儿的触觉已很敏感,尤其以嘴唇、手掌、脚掌、前额和眼睑等部位最敏感;痛觉小生时已存在,疼痛可引起全身或局部的反应;温度觉也很灵敏,尤其对冷的反应,如出生时离开母体,环境温度骤降就啼哭。2 ~ 3 岁时小儿能通过皮肤觉与手眼协调一致的活动区分物体的大小、软硬和冷热等。5 岁时能分辨体积相同重量不同的物体。

⑤知觉:知觉是人对事物的综合反映,与上述各感觉能力的发育密切相关。小儿 1 岁末开始有空间和时间知觉;3 岁能辨上下;4 岁辨前后,开始有时间概念;5 岁能辨自身的左右。

(2)运动发育

运动功能的发育是以脑的发育为前提的。妊娠后期出现的胎动为小儿最初的运动形式。运动的发育既依赖于小儿视觉、知觉等的参与,又反过来影响其社会心理等功能的发展。小儿动作发育遵循一定的规律,发育顺序是由上到下、由粗到细、由不协调到协调地进展的。粗动作发育过程可归纳为:"二抬四翻六会坐,七滚八爬周会走"。新生儿仅有反射性活动(如吮吸、吞咽等)和不自主的活动,1 个月小儿睡醒后常作伸欠动作,3 个月时扶坐或俯卧时能抬胸,4 个月时可用手撑起上半身,6 个月时能独坐片刻,8 个月会爬,10 个月可扶走,12 个月能独走,18 个月可跑步和倒退行走,24 个月时可双足并跳,36 个月会骑三轮车。

手指精细运动的发育过程为:新生儿时双手握拳;3 ~ 4 个月时可自行玩手,并企图抓东西;5 个月时眼与手的动作取得协调,能有意识地抓取面前的物品;5 ~ 7 个月时出现换手与敲、捶等探索性的动作;9 ~ 10 个月时可用拇指、食指拾东西;12 ~ 15 个月时学会用匙,乱涂画;18 个月时能摆放 2 ~ 3 块方积木;2 岁时会粗略地翻书页;3 岁时会穿简单的衣服。

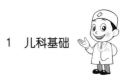

（3）语言发育

语言是表达思维、意识的一种方式，与智能有直接的联系。小儿语言发育要经过发音、理解与表达三个阶段。新生儿已会哭叫；2个月能发出和谐喉音；3个月发出咿呀之声；4个月能发出笑声；7～8个月会发复音，如"妈妈""爸爸"等；1岁时能说出简单的生活用语，如吃、走、拿等；1岁半时能用语言表达自己的要求；2岁后能简单地交谈；5岁后能用完整的语言表达自己的意思。

（4）性格发育

性格是指人在对事、对人的态度和行为方式上所表现出来的心理特点，如英勇、刚强、懦弱、粗暴等。

从人的个体性格发展过程来看，小儿性格的形成、变化是在社会生活和教育条件的影响下，经过不断的量变和质变而发展起来的。小儿的性格表现在新生儿期就有相应的反映，比如，每当母亲将小儿抱在怀里时，小儿会有积极地探寻母乳的表现；在出生后的第二个月，就能对照顾他的人发出特有的"天真快乐反应"，注视照顾人的脸，手脚乱动，甚至表现出微笑的样子。这种最初的性格表现是多变而不稳定的，个体特征也是不鲜明的。随着小儿不断的成长发育，小儿性格的个体特征逐渐鲜明稳定。

由于每个人的生活环境、心理特征不同，因而表现在对人、对事的兴趣、能力、适应程度等方面的性格特点也各不相同。小儿性格特征的形成和建立，是随着小儿的生长发育逐步完成的。

婴儿时期由于一切生理需要必须依赖于成人的照顾，因而随之建立的是以相依情感为突出表现的性格。2～3个月的小儿以笑、停止啼哭、伸手、眼神或发出声音等表示见到父母的愉快；3～4个月会对外界感到高兴的事情表现出大笑；7～8个月会对不熟悉的人表现出认生；9～12个月会对外界不同的事情做出许多不同的面部表情反映；18个月的小儿逐渐建立了自我控制能力，在成人附近可以较长时间独自玩耍。

幼儿时期由于已经能够行走，并且具备了一定的语言表达能力，性格的相依性较前减弱。但由于幼儿的行为能力和语言表达能力都非常有限，仍对成人有很大的依赖性，因此，表现为相依情感与自主情感或行为交替出现的性格特征。小儿在2岁左右就表现出对父母的依赖性减弱，不再认生，易与父母分开；3岁后可与小朋友做游戏，能表现出自尊心、害羞等。

（5）心理活动发展

①注意力与记忆力的发展：注意可分为无意注意和有意注意。前者是没有预定目的，自然而然发生的；后者为自觉的有目的的，需付出意志努力的注意。新生儿已有非

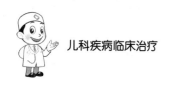

条件性的定向反射,如大声说话能引起新生儿停止活动。婴儿时期以无意注意为主,3个月开始能短暂地集中注意人脸和声音。随年龄增长、活动范围扩大及动作语言的发展,小儿的有意注意逐渐增多,但幼儿期和幼童期仍以无意注意为主,有意注意的稳定性差,易分散和转移。5~6岁后才能较好地控制其注意力,但集中时间约 15min,7~10 岁 20 min,10~12 岁 25 min,12 岁后约 30m in。11~12 岁后儿童注意力的集中性和稳定性提高,注意的范围也不断扩大。

记忆是一个复杂的心理活动过程。包括识记(大脑中形成暂时联系)、保持(大脑中留下痕迹)和回忆(大脑中痕迹恢复)。回忆又可分为再认和重现。再认是指以前感知的事物在眼前再次出现时能认识;重现是指以前感知的事物虽不在眼前,但可在脑中重复出现。5~6 个月的婴儿能再认母亲和其他亲近的人,但不能重现,1 岁以后才有重现。幼儿期再认的能力进一步增强,幼儿末期能再认相隔几十天或几个月的事物。婴幼儿时期的记忆特点是时间短,内容少,对带有欢乐、愤怒、恐惧等情绪的事物容易记忆。小儿记忆的持久性与精确性随年龄而增长,学龄前期小儿对感兴趣的、能激起强烈情绪体验的事物较易记忆,并保持持久。学龄期儿童由于分析思维能力的发展以及学习任务的要求,有意注意能力增强,记忆的内容拓宽,复杂性增加。

②认知能力的发展:认知是指获得和使用知识。认知过程包括识别、解释、组织、储存和运用信息,以及应用知识解决问题等有关行为。想象是一种间接概括性的思维活动,受客观事物的影响,大脑创造出以往未遇到过的或将来可能实现的事物形象。1~2 岁时想象处于萌芽状态,3 岁后想象力发展,但内容多不完整,学龄前期和学龄期是想象力迅速发展的时期。

③情绪、情感的发展:情绪是人们从事某种活动时产生的兴奋心理状态,属原始、简单的感情,较短暂而外显。情感是人的需要是否得到满足时所产生的一种内心体验,属较高级、复杂的情绪,持续时间长而不甚外显。情感是在情绪的基础上形成和发展的。新生儿对饥饿、不舒适、寒冷等表现出不安、哭脸及啼哭等消极情绪。2 个月时积极情绪增多,尤其是看到母亲时,表现非常高兴。6 个月后能辨认陌生人时,明显地表现出对母亲的依恋以及分离时的焦虑情绪。9~12 个月时依恋情绪达到高峰。2 岁开始,小儿的情感表现日渐丰富和复杂,如喜、怒,初步的爱、憎等,也会有一些不良的情绪、情感反应,如见人怕羞、怕黑、嫉妒、爱发脾气等。学龄前期小儿已能有意识地控制自己情感的外部表现,如故意不哭等。

1.1.3 变蒸学说

变蒸是古代医家阐述婴幼儿生长发育规律的一种学说。前人认为,2 岁以内的小儿,生长发育特别迅速,每隔一定的时间,即有一定的变化,就是智慧逐渐聪明,表情逐渐活泼,身体逐渐长高,筋骨逐渐坚强。在此期间有一个变化和蒸发的过程,针对这种过程,前人提出了"变蒸"学说。所谓"变蒸",变者,变其情智,发其聪明;蒸者,蒸其血脉,长其百骸。

变蒸的日数,是由出生之日算起,32 日为一变,64 日再变,变且蒸,即两变一蒸,合320 日为十变五小蒸。小蒸之后,又 64 日一大蒸,大蒸后,又 64 日复大蒸,复大蒸后,又 128 日再复大蒸,计 256 日三大蒸。至此,小蒸 320 日,大蒸 256 日,共计 576 日,约一岁零七个月左右,变蒸完毕。小儿在变蒸过程中,不仅其形体不断地成长,其脏腑功能也不断地成熟完善,因而形成了小儿形与神之间的协调发展。

变蒸学说总结出婴幼儿生长发育具有这样一些规律:小儿生长发育在婴幼儿时期最快;婴幼儿生长发育是一个连续不断地变化过程;每经过一定的时间周期,显示出显著的生长发育变化;在小儿周期性生长发育显著变化中,形、神是相应发育、同步发展的;变蒸周期是逐步延长的,显示婴幼儿生长发育随着年龄增长而逐步减慢;一定年龄(576 日)后,不再有变蒸,小儿生长发育趋于平缓。变蒸学说揭示的婴幼儿生长发育规律是符合实际的,对于认识小儿的生长发育特点、研究当代儿童的生长发育规律有重要的借鉴价值。但是,也曾有些古代医籍提出,变蒸时小儿会出现发热、呕吐等症状,属于正常表现,不需治疗,这种说法则应当扬弃。

变蒸学说始见于西晋王叔和的《脉经》,历代对于"变蒸"学说有两种不同的意见。一是同意小儿有"变蒸"者,如《颅囟经》、巢元方《诸病源候论》、孙思邈《备急千金要方》、钱乙《小儿药证直诀》、陈文中《小儿病源方论》、王肯堂《证治准绳·幼科》、万密斋《幼科发挥》、虞抟《医学正传》、吴谦《幼科心法要诀》、夏禹铸《幼科铁镜》、张山雷《小儿药证直诀笺正》等;二是不同意小儿有"变蒸"者,如张景岳《景岳全书·小儿则》、陈复正《幼幼集成》等。

现代美国儿科专家盖泽尔通过对大样本小儿活动的连续摄像观察分析,提出了盖泽尔发育进程表,认为不同周龄阶段(每 4 周为一个阶段)小儿的运动、适应、语言、个人—社会四个方面显示出飞跃发展,由此提出了"枢纽龄"的概念。"变蒸"与"枢纽龄"学说的内容相似,只是由于两者的研究观察对象不同,"变蒸"观察的是中国古代儿童,"枢纽龄"观察的是美国现代儿童;"变蒸"的观察是粗略的,"枢纽龄"的观察是细致的,因而所观察到的显著性变化基本周期略有差别,但两者所阐述的小儿生长发育的阶段性显著变化的规律是基本一致的。

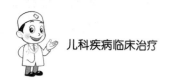

1.2 儿科生理病理基础

小儿自出生到成人,始终处于不断的生长发育过程中,年龄越小,生长发育越快。小儿无论是在形体、生理方面,还是在病因、病理等方面,都与成人有所不同,年龄越小表现越显著。因此,不能简单地把小儿看成是成人的缩影。历代医学家对小儿生理病理病因特点论述很多,归纳起来,其生理特点主要表现为脏腑娇嫩,形气未充;生机蓬勃,发育迅速。其病理特点主要表现为发病容易,传变迅速;脏气清灵,易趋康复。病因特点主要表现为外感、食伤、先天因素居多。正确认识并掌握这些特点,对于了解小儿生长发育、健康保育和疾病的发生发展、诊断防治等,都具有十分重要的指导意义。

1.2.1 生理特点

1.2.1.1 脏腑娇嫩,形气未充

脏腑即五脏六腑;娇指娇气,不耐寒热;嫩指柔嫩,未臻成熟;形指形体结构,如四肢百骸、筋肉骨骼、精血津液等;气指生理功能活动,如肺气、脾气、肾气等;充指充实、充任。总的来说,即是指小儿五脏六腑及其机体各系统和器官的形态发育以及生理功能都是不成熟和不完善的。

关于小儿生理特点的论述,最早见于《灵枢·逆顺肥瘦》:"婴儿者,其肉脆血少气弱。"这里的"肉脆"是指肌肉脆薄,"血少"是指血液中精微物质相对不足,"气弱"是指脏腑功能活动未臻健全、相对薄弱。隋朝巢元方《诸病源候论·养小儿候》提出"小儿腑脏之气软弱。"《颅囟经·病证》言:"孩子气脉未调,脏腑脆薄,腠理开疏。"北宋钱乙《小儿药证直诀·变蒸》言:"五脏六腑成而未全……全而未壮。"南宋陈文中《小儿病源方论·养子十法》言:"小儿一周之内,皮毛、肌肉、筋骨、髓、脑、五脏六腑、营卫气血,皆未坚固。"并把这种现象比喻为"草木茸芽之状,未经寒暑,娇嫩软弱,今婴孩称为芽儿故也。"明万全《育婴家秘·发微赋》言:"血气未充……肠胃脆薄……神气怯弱。"清吴鞠通在《温病条辨·解儿难》中把小儿时期的机体柔嫩、气血未足、脾胃薄弱、肾气未充、腠理疏松、神气怯弱、筋骨未坚等特点归纳为:"稚阳未充,稚阴未长",即所谓"稚阴稚阳"之体。这里的"阴",一般是指体内精、血、津液等物质;"阳"是指体内脏腑的各种生理功能活动。故"稚阴稚阳"的观点更充分说明了小儿无论在物质基础与生理功能上,都是幼稚未充和不完善的。

从脏腑娇嫩的具体内容来看,五脏六腑的形与气皆属不足,其中尤以肺、脾、肾三脏尤为突出,而心、肝二脏相对有余。这在三岁以下的婴幼儿表现得特别明显。万全

在《育婴家秘·五脏证治总论》中提出:"五脏之中肝有余,脾常不足肾常虚。"又言:"人皆曰肝常有余,脾常不足,予亦曰心常有余,肺常不足……所谓有余不足,非经云虚实之谓。"说明这都是小儿的一种生理现象。肺主一身之气,脾为后天之本,肾为先天之本,三者密切相关。肾藏精,内寄元阴元阳,主生长发育。小儿甫生,先天禀受肾气未充,既生之后,需赖后天脾胃运化水谷精微滋养,才能不断补充和化生。小儿处于生长发育阶段,对于肾气生发、脾胃运化的需求较成人更为迫切,其精血、津液等营养物质的需求也比成人大得多,故显得脾常不足、肾常虚。同样,肾为气之根,脾为水谷精气之源,初生时肺脏全而未壮,脾肾又均稚弱,故肺脏受气不足,主气功能未健,显得肺常不足。

1.2.1.2　生机蓬勃,发育迅速

这是小儿生理方面的另一个特点,与上述特点密切相关,是一个问题的两个方面。由于小儿脏腑娇嫩,形气未充,所以在小儿生长发育的过程中,形体、智力、脏腑、功能等均随着年龄的增长,不断完善、成熟,年龄愈小,生长发育的速度越快。所谓"生机"是指各种生理活动机能,"发育"是指生长过程。《诸病源候论·养小儿候》言:"小儿始生,生长尚盛。"这种生长旺盛、发育迅速的特点在婴幼儿时期特别明显,主要表现在体格生长和智力发育两方面,并且是按一定规律发展变化的。古代医家把小儿这种生理现象称为"纯阳",如《颅囟经·脉法》首先提出:"凡孩子三岁以下,呼为纯阳,元气未散。"所谓"纯阳"是指三岁以下小儿禀受父母先天之气,真元未耗,在生长发育过程中,表现为生机旺盛,蓬勃发展,好比旭日之初升,草木之方萌,蒸蒸日上,欣欣向荣而言。这里绝不能把"纯阳"理解为"盛阳"或"有阳无阴",或"阳亢阴亏"。

总之,"稚阴稚阳"和"纯阳"理论,概括了小儿生理特点的两个方面。"稚阴稚阳"是说明小儿肌肤柔嫩,筋骨未坚,气血未充,脏腑娇嫩,阴阳二气均较幼稚不足;"纯阳"是说明小儿在生长发育过程中,生机蓬勃、发育迅速的生理现象。二者相辅相成,相得益彰,对于阐明和理解小儿病因病理特点、指导临床实践具有重要意义。

1.2.2　病理特点

1.2.2.1　发病容易,传变迅速

由于小儿脏腑娇嫩,形气未充,阴阳二气均属不足,因此,在病理上不仅发病容易而且传变迅速,年龄越小,越为突出。清·陈修园在《医学三字经·小儿》中曾说:"稚阳体,邪易干。"吴鞠通在《温病条辨·解儿难》中亦指出:"脏腑薄,藩篱疏,易于传变;肌肤嫩,神气怯,易于感触。"这些均说明小儿病理特点主要是由小儿生理特点所决

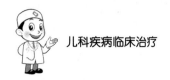

定的。

由于小儿对疾病的抵抗力较差,加之寒暖不能自调,乳食不知自节,一旦调护失宜,则外易为六淫所侵,内易为饮食所伤,故临床上以外感时邪和肺、脾二脏的病证最为多见。

小儿"肺常不足",卫外机能不固,对外界的适应能力较差,寒暖不能自调,六淫之邪不论从口鼻而入,或由皮毛侵袭,均能影响肺之宣肃功能,而出现肺系疾病。万全《育婴家秘·五脏证治总论》指出:"天地之寒热伤人也,感则肺先受之。"所以,临床上感冒、咳嗽、肺炎喘嗽等肺系病证最为多见。

小儿"脾常不足",消化能力薄弱,稍有乳食不节,喂养不当,饥饱不适,便易损伤脾胃而患病。万全《育婴家秘·五脏证治总论》言:"水谷之寒热伤人也,感则脾先受之。"所以,临床上呕吐、泄泻、厌食、积滞、疳证等脾胃病证最为常见,严重者可影响小儿生长发育。

《素问·生气通天论》言:"阳气者,若天与日,失其所则折寿而不彰。……阳因而上,卫外者也。"阳气即人体的正气,在生理状态下是全身的动力,在病理状态下是抗病的主力。由于小儿体禀"稚阴稚阳",阴阳二气俱属不足,时行疫疠之气,无论老少,触之皆病,所以小儿罹患各种时行疾病,远较成人为多,如麻疹、风疹、幼儿急疹、猩红热、水痘、手足口病、流行性腮腺炎、百日咳、流行性乙型脑炎、中毒型细菌性痢疾等都是小儿容易发生的急性传染病。

小儿"肝常有余""心常有余"。肝藏血,主筋,为风木之脏;心藏神,主血脉,为火脏。小儿脏腑经络柔嫩,神志怯弱,感邪之后,邪气易于枭张,从阳化热,由热化火。火热炽盛,扰动肝风,蒙蔽心神,则见壮热、惊搐、昏迷等,故临床上神昏、惊厥的病证比成人多见。

肾为先天之本,内寄元阴元阳,主人体的生长发育,藏精、生髓、充骨,髓上注于脑,脑为髓之海。小儿生长发育,赖肾阳以生,肾阴以长。小儿"肾常虚",若先天肾气虚弱,加之后天脾气失充,影响小儿生长发育,则可见五迟、五软、解颅等先天疾患;若肾阳虚亏,下元虚寒,膀胱闭藏失职,不能制约小便,则发生遗尿。

传变迅速的特点,主要表现在疾病的寒热虚实容易相互转化或同时并见。寒热者辨别疾病之性质,虚实者判断正气的强弱与邪气之盛衰。《小儿药证直诀·原序》明确指出:"脏腑柔弱,易虚易实,易寒易热。"这种寒热虚实易变的生理基础是"脏腑柔弱"和"稚阴稚阳"。

"易虚易实"是指小儿一旦患病,则正气易虚而邪气易实,所谓"邪气盛则实,精气夺则虚。"实证可以迅速转化为虚证,或者转为虚实夹杂;虚证亦可兼见实像,出现错综复杂的症候。如有些感冒患儿,可迅速发展为肺炎,出现咳嗽、气急、鼻煽等肺气郁闭之实证,若此时邪热炽盛或失治误治,正气不支,则又可迅速出现正虚邪陷、心阳虚衰的虚证,或见有气滞血瘀的虚实夹杂证。又如婴幼儿泄泻,起病多为外感时邪或内伤乳食的实证,但若失治误治,或邪毒枭张,正不敌邪,则易迅速出现阴伤液脱或阴竭阳衰的虚脱危证。

"易寒易热"是指小儿在疾病过程中,由于"稚阳未充",阳气易损而出现阴寒之证,所谓"阴胜则寒";又由于"稚阴未长",阴液易劫而表现为热的症候,所谓"阳胜则热"。清·叶天士《临证指南医案·幼科要略》言:"小儿热病最多者,以体属纯阳,六气着人,气血皆化为热也。"说明了小儿热病多,易从热化的道理。如小儿患风寒外束之表寒证,初起邪在卫分,若不及时疏解祛邪外出,则风寒之邪即可迅速化热传里,转为里热证。又如急惊风在出现高热、抽搐等风火相煽的实热内闭证时,又可因正不敌邪,转瞬出现面色苍白、汗出肢冷、脉微欲绝等阳气外脱的虚寒症候。

1.2.2.2 脏气清灵,易趋康复

清指清净、纯洁,灵指灵巧、灵活。脏气清灵,易趋康复,是指小儿患病在病情发展转归的过程中,由于体禀"纯阳",生机蓬勃,发育迅速,活力充沛,组织的修复能力强,并且病因单纯,极少七情劳倦伤害,几种疾病同时并见的情况也较少,对药物的反应灵敏等,所以,只要辨证正确,治疗及时,护理得当,病情也就比成人好转得快,容易恢复健康。如小儿肝炎、肾炎均比成人恢复快,痊愈者也多。诚如明·张景岳《景岳全书·小儿则》所言:"其脏气清灵,随拨随应,但能确得其本而撮取之,则一药可愈,非若男妇损伤积痼痴顽者之比"。

总之,小儿患病既有易于传变,易虚易实,易寒易热,易于恶化的一面;又有生机蓬勃,脏气清灵,易趋康复的另一面,这是小儿生理病理特点在疾病中的反映。因此,在临床诊疗、预防保健工作中掌握这些特点具有十分重要的意义。

1.2.3 病因特点

小儿病因与成人大致相同,但也有其自身的特点。一般以外感、食伤和先天因素居多,情志、意外和其他因素也值得注意。不同年龄儿童对不同病因的易感程度也不同,年龄越小对六淫邪气的易感程度越高,受乳食所伤的情况越多,而先天因素致病则多在年龄幼小时发现。

1.2.3.1 先天因素

先天因素即禀赋胎产因素,是指小儿出生之前已作用于胎儿的致病因素。遗传因

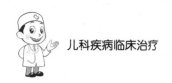

素是小儿先天因素中的主要病因,父母的基因缺陷可导致小儿先天畸形、生理缺陷或代谢异常等。妇女受孕以后,不注意养胎护胎,也是导致小儿出现先天性疾病的常见原因,如妊娠妇女感受外邪、饮食失节、情志不调、劳逸失度、房事不节、误用药物等,都可能损伤胎儿而为病。诚如《格致余论·慈幼论》所说:"儿之在胎,与母同体,得热则俱热,得寒则俱寒,病则俱病,安则俱安。"

1.2.3.2 外感因素

外感因素是指外感六淫邪气与疫疬之气。六淫邪气是风、寒、暑、湿、燥、火六种外感病邪的统称。由于小儿为稚阴稚阳之体,脏腑娇嫩,肌肤薄弱,寒温不知自调,因而与成人相比,小儿更易被六淫邪气所伤。

小儿肺脏娇嫩,卫外功能薄弱,最易被风热、风寒邪气所伤,产生各种肺系疾病;小儿脾气虚弱,湿邪最易侵袭,而出现多种湿困中焦的脾胃病证;小儿脏腑娇嫩,气血津液尚不充盛,又易被燥邪、暑邪所伤,形成肺胃阴津不足、气阴两伤等病证;小儿为纯阳之体,六气易从火化,故小儿感邪之后,易从热化,临床表现以热证居多。

疫疬是一类具有强烈传染性的病邪,其引发的疾病有起病急骤、病情较重、症状相似、易于流行等特点。小儿为"稚阴稚阳"之体,形气未充,御邪能力较弱,疫疬邪气最易感触,是传染病的易感人群。

1.2.3.3 乳食因素

小儿脾常不足,且乳食不知自节,常因喂养不当,而为乳食所伤。正如万全《幼科发挥·小儿正诀指南赋》所言:"肠胃脆薄兮,饮食易伤。"

乳食因素包括饮食不节、饮食不洁等。小儿乳贵有时,食贵有节。若家长缺乏喂养保健知识,或喂养不当,未按期添加辅食,或任意纵儿所好,嗜食、偏食,或暴饮暴食、饥饱不均等,皆可损伤脾胃,产生脾系疾病。《幼科发挥·原病论》说:"乳食伤胃,则为呕吐;乳食伤脾,则为泄泻。"此外,由于小儿缺乏卫生知识,易于误食一些被污染的食物,引发脾胃疾病,如吐泻、腹痛、寄生虫病等,故饮食不洁也是小儿发病的一个常见原因。

1.2.3.4 情志因素

小儿对周围环境认识的角度不同于成人,因而导致小儿为病的情志因素与成人有着一定的区别。惊恐是年幼儿最常见的情志致病因素,当小儿乍见异物或骤闻异声时,容易导致气机逆乱、神扰风动,出现夜啼、惊惕、惊吐、惊泻、甚或抽风等病证;长时间所欲不遂,缺少关爱的小儿,易为忧思所伤,出现厌食、腹痛、孤独、忧郁等病证。年长儿童学习方法不对,或教育方法不当,或学习负担过重,常易导致性格异常,出现焦虑、易怒、甚或多动、抽动等精神行为障碍性疾病。

1.2.3.5 意外因素

小儿年少无知,缺乏生活体验,缺少对周围环境安全或危险状况的判断能力,容易受到意外伤害。例如,溺水、触电、堕楼、烫伤,以及跌扑损伤、误食毒物、不慎吸入异物等。

1.2.3.6 其他因素

目前,环境污染或食物残留农药、激素含量超标等,已成为当前人们普遍关心的致病因素。放射性物质损伤,包括对胎儿和儿童的伤害,引起了广泛重视。医源性疾病,包括治疗、护理不当或药品的毒副作用、院内感染等,有增多的趋势,需要引起儿科工作者的特别注意。

1.3 儿科诊断基础

儿科与临床其他各科一样,亦采用望、闻、问、切四种诊察方法进行诊断和辨证。因乳婴儿不会说话,较大儿童虽已会说话,但不能正确叙述自己的病情,所以古称儿科为"哑科",加上就诊时常啼哭吵闹,影响气息脉象,造成诊断上的困难。所以,历代儿科医家诊察小儿病,既主张四诊合参,又特别重视望诊。诚如《幼科铁镜·望形色审苗窍从外知内》所说:"而小儿科,则唯以望为主,问继之,闻则次。"

1.3.1 望诊

望诊是医生运用视觉,通过对患儿全身或局部的观察,获得与疾病有关辨证资料的一种诊断方法。包括总体望诊(望神色、望形态)和分部望诊(审苗窍、辨斑疹、察二便、察指纹)两个方面。

1.3.1.1 望神色

神是指小儿的精神状态,色是指面部气色。望神色就是望小儿的精神气色。通过对小儿目光、神态、表情、反应等方面的综合观察,了解五脏精气盛衰和病情轻重及预后。凡精神振作,二目有神,表情活泼,面色红润,呼吸调匀,反应敏捷,均为气血调和、神气充沛的表现,是健康或病情轻浅之象;反之,若精神委顿,二目无神,表情呆滞,面色晦暗,呼吸不匀,反应迟钝,谓之无神,均为体弱有病之表现,或病情较重之象。

面部望诊是小儿望神色中的重要组成部分。望面色可以了解脏腑气血的盛衰,以及邪气之所在。常用的面部望诊方法有五色主病和五部配五脏,其中五色主病是望神察色诊病的主要方法。

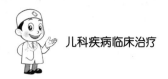

（1）五色主病

又称五色诊，即按面色红、青、黄、白、黑五种不同颜色的偏向表现来诊察疾病。

①面呈白色，多为虚症、寒证。若面白浮肿为阳虚水泛，常见于阴水；面色淡白无华，四肢厥冷，多为滑泄吐利，阳气暴脱，可见于脱证；面白少华，唇色淡白，多为血虚。

②面呈红色，多为热证。若面红耳赤，咽痛，脉浮为风热外感；午后颧红潮热，口唇红赤为阴虚内热，虚火上炎；若两颧艳红如妆，面白肢厥，冷汗淋漓为虚阳上越，是阳气欲脱的危重症候。新生儿面色嫩红，或小儿面色白里透红，为正常肤色。

③面呈黄色，多为脾虚证或有湿浊。若面色萎黄，形体消瘦为脾胃功能失调，常见于疳证；面黄无华，脐周阵痛，夜间磨牙多为肠寄生虫；面目色黄而鲜明，为湿热内蕴之阳黄；面目黄而晦暗，为寒湿阻滞之阴黄；新生儿出现的黄疸为胎黄，有生理性与病理性之分。

④面呈青色，多为寒证、痛证、瘀证、惊痫。若面色白中带青，表情愁苦皱眉，多为里寒腹痛；面青而晦暗，神昏抽搐，常见于惊风和癫痫发作之时；面青唇紫，呼吸急促，为肺气闭塞，气滞血瘀。大凡小儿面呈青色，病情一般较重，应注意观察辨识。

⑤面呈黑色，多为寒证、痛证、瘀证、水饮证。若面色青黑，手足逆冷，多为阴寒里证；面色黑而晦暗，兼有腹痛呕吐，可为药物或食物中毒；面色青黑晦暗为肾气衰竭，不论新病久病，皆属危重。若小儿肤色黑红润泽，体强无病，是先天肾气充沛的表现。

（2）五部配五脏

根据小儿面部不同部位出现的各种色泽变化，结合所属脏腑来推断病变的部位与性质，就是五部配五脏的望诊方法。五部指左腮、右腮、额上、鼻部、颏部。五部与五脏的关系及主病，最早见于《小儿药证直诀·面上证》："左腮为肝，右腮为肺，额上为心，鼻为脾，颏为肾。"可供临床参考。

1.3.1.2 望形态

形指形体，态指动态。望形态就是观察小儿形体的强弱胖瘦和动静姿态，以推断疾病的性质。

（1）望形体

望形体主要包括头囟、躯体、四肢、肌肤、毛发等，检查时应按顺序观察。凡发育正常、筋骨强健、肌丰肤润、毛发黑泽、姿态活泼者，是胎禀充足，营养良好，属健康表现；若生长迟缓、筋骨软弱、肌瘦形瘠、皮肤干枯、毛发萎黄、囟门逾期不合、姿态呆滞者，为胎禀不足，营养不良，多属有病。如头方发稀，囟门宽大，当闭不闭，可见于五迟证；头大颈缩，前囟宽大，头缝开解，目珠下垂，见于解颅；前囟及眼窝凹陷，皮肤干燥，可见于婴幼儿泄泻阴伤液脱;胸廓高耸形如鸡胸,可见于佝偻病;肌肉松弛,皮色萎黄,多见于厌食、偏食、反复感冒;腹部膨大,肢体瘦弱,发稀,额上有青筋显现,多属疳积;毛发枯黄,或发竖稀疏,或容易脱落,均为气血虚亏的表现。

（2）望动态

通过动态观察,可以分析不同姿态显示的疾病。如小儿喜俯卧者,多为乳食内积;喜蜷卧者,多为腹痛;颈项强直,手指开合,四肢拘急抽搐,角弓反张,是为惊风;若翻滚不安,呼叫哭吵,两手捧腹,多为盘肠腹痛所致;端坐喘促,痰鸣哮吼,多为哮喘;咳逆鼻煽,胁肋凹陷如坑,呼吸急促,多为肺炎喘嗽。

1.3.1.3 审苗窍

苗窍是指口、舌、目、鼻、耳及前后二阴。苗窍与脏腑关系密切,审察苗窍可以测知脏腑病情。

（1）察舌

舌为心之苗,心开窍于舌。《灵枢·脉度篇》说:"心气通于舌,心和则舌能知五味矣。"心主血,所以察舌可以了解营卫气血和脾胃消化功能的病变,同时可以了解病之表里、寒热、虚实。正常小儿舌体柔软、淡红润泽、伸缩自如,舌面有干湿适中的薄苔。新生儿舌红无苔和哺乳婴儿的乳白苔,均属正常舌象。临床上望舌,主要观察舌体、舌质、舌苔三方面的变化,这三个方面既要分开看,又要整体看,并结合其他诊法,才能做出正确的判断。

①舌体:舌体胖嫩,舌边齿痕显著,多为脾肾阳虚,或有水饮痰湿内停;舌体肿大,色泽青紫,可见于气血瘀滞;舌体强硬,多为热盛伤津;急性热病中出现舌体短缩,舌干绛者,则为热甚津伤,经脉失养而挛缩;舌体肿大,板硬不灵,甚则肿塞满口,不能转动吮乳,称为木舌,由心脾积热,火热循经上行所致;舌下红肿突起,形如小舌,称为重舌,属心脾火炽,上冲舌本所致;舌体不能伸出唇外,转动伸缩不灵,语音不清,称为连舌,因舌系带过短所致,亦称"绊舌";舌吐唇外,掉弄如蛇,称为弄舌,多为大病之后,心气不足或惊风之兆;若舌常吐唇外,伴见眼裂增宽,表情愚钝者,为智力低下之表现;舌吐唇外,缓缓收回,称吐舌,常为心经有热所致,吐舌不收,心气将绝;时时用舌舐口唇,以致口唇四周灰暗或有脱屑、作痒,称舐舌,多因脾经伏热所致。

②舌质:正常舌质淡红。若舌质淡白为气血虚亏;舌质红多为热证;舌质绛红,舌有红刺,为温热病邪入营入血;舌质红少苔,甚则无苔而干,为阴虚火旺;舌质紫黯或紫红,为气血瘀滞;舌起粗大红刺,状如草莓者,常见于猩红热、川崎病。

③舌苔:应注意观察有无舌苔及舌苔的厚薄和津液的多少,还要注意有无染苔等

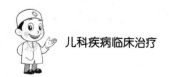

假象,以免误诊。苔白为寒;苔黄为热;苔白腻为寒湿内滞,或有寒痰食积;苔黄腻为湿热内蕴,或乳食内停。热性病见剥苔,多为阴伤津亏所致;舌苔花剥,状如地图,时隐时现,经久不愈,多为胃之气阴不足所致。若舌苔厚腻垢浊不化,状如霉酱,伴便秘、腹胀者,为宿食内积,中焦气机阻滞。当出现异常苔色时,要询问是否吃过某种食物或药品,注意是否系染苔。染苔一般比较浮浅而不均匀。如吃橄榄、乌梅、铁剂等可使苔色染黑,服青黛可使苔色染青,喝牛奶、豆浆可使苔色染白,吃橘子、蛋黄可使苔色染黄,吃有色糖果可染成糖果色,均不可误认为是病苔。

(2)察目

目为肝之窍,《灵枢·脉度篇》说:"肝气通于目,肝和则目能辨五色矣。"《灵枢·大惑论》又说:"五脏六腑之精气皆上注于目",眼的各部分分属各脏腑,故察目之各部,可知脏腑病变。

黑睛等圆,目珠灵活,目光有神,开阖自如,是肝肾气血充沛之象。若眼睑浮肿,多为水肿之象。眼睑开阖无力,是元气虚惫;寐时眼睑张开而不闭,是脾虚气弱之露睛;平时眼睑不能闭,是肾虚之睑废。两目呆滞,转动迟钝,是肾精不足,或为惊风之先兆;两目直视,瞪目不活,是肝风内动。白睛黄染,多为黄疸。目赤肿痛,是风热上攻。目眶凹陷,啼哭无泪,是阴津大伤。瞳孔缩小或不等或散大,对光无反应,病情危殆。

(3)察鼻

肺开窍于鼻而司呼吸,《灵枢·脉度篇》说:"肺气通于鼻,肺和则鼻能知香臭矣。"察鼻主要观察鼻内分泌物和鼻形的变化。鼻塞流清涕,为风寒感冒;鼻流黄浊涕,为风热客肺;长期鼻流浊涕,气味腥臭,为肺经郁热;鼻孔干燥,为肺经燥热伤阴;鼻衄鲜红,为肺热迫血妄行;鼻翼煽动,伴气急喘促,为肺气郁闭。

(4)察口

口为脾之窍,《灵枢·脉度篇》说:"脾气通于口,脾和则口能知五味矣。"所以察口与口味,可了解脾胃等脏腑病变。察口主要观察口唇、口腔、齿龈、咽喉的颜色、润燥及外形变化。唇色淡白为气血不足;唇色淡青为风寒束表;唇色红赤为热;唇色红紫为瘀热互结;唇色樱红,为暴泻伤阴;唇白而肿,是为唇风。面颊潮红,唯口唇周围苍白,是猩红热征象。

口腔黏膜色淡白为虚为寒,色红为实为热。口腔破溃糜烂,为心脾积热之口疮;口内白屑成片,为鹅口疮。两颊黏膜有针尖大小的白色小点,周围红晕,为麻疹黏膜斑。上下白齿间腮腺管口红肿如粟粒,按摩肿胀腮部无脓水流出者为痄腮,有脓水流出者为发颐。

齿为骨之余,龈为胃之络。牙齿萌出延迟,为肾气不足;齿衄龈痛,为胃火上炎;牙龈红肿,为胃热熏蒸。新生儿牙龈上有白色斑块斑点,称为马牙。

咽喉为肺胃之门户,呼吸之通道。咽红恶寒发热是外感风热之象;咽红乳蛾肿痛为外感风热或肺胃之火上炎;乳蛾红肿溢脓,是热壅肉腐;乳蛾大而不红,多为瘀热未尽,或气虚不敛。咽痛微红,有灰白色假膜,不易拭去,为白喉之症。

(5)察耳

耳为肾窍,上通于脑,部位属少阳,为宗脉之所聚。《灵枢·脉度篇》说:"肾气通于耳,肾和则耳能闻五音矣。"前人将耳的各部分属五脏,即耳尖属心,耳垂属肾,耳轮属脾,耳外属肝,耳内属肺。小儿耳壳丰厚,颜色红润,是先天肾气充沛的表现;耳壳薄软,耳舟不清,是先天肾气未充的征象。耳内疼痛流脓,为肝胆火盛之证。以耳垂为中心的腮部漫肿疼痛是痄腮之表现。

(6)察二阴

肾开窍于二阴,前阴为清窍,后阴为浊窍,察二阴可知病情之寒热虚实。男孩阴囊紧致,颜色沉着,是先天肾气充足的表现;若阴囊松弛,颜色淡白,则是先天肾气不足之征象。在患病过程中,阴囊紧缩者多寒,弛纵不收者多热。阴囊肿大透亮,状如水晶,为水疝;阴囊中有物下坠,时大时小,上下可移,为小肠下坠之狐疝;腹痛啼哭而将睾丸引入腹者,俗称"走肾",多为厥阴受寒;阴囊、阴茎均现水肿,常见于阳虚阴水。女孩前阴部潮红灼热瘙痒,常见于湿热下注,亦须注意是否有蛲虫病。

小儿肛门潮湿红痛,多属尿布皮炎。便后直肠脱出者是脱肛,其色鲜红,有血渗出者多属肺热下迫;其色淡而无血者多属气虚下陷。肛门裂开出血,多因大便秘结,热迫大肠所致。

1.3.1.4 辨斑疹

斑疹均见于肌肤。一般而言,斑,点大成片,不高出皮肤,摸之不碍手,压之不褪色;疹,点小量多,高出皮肤,摸之碍手,压之褪色。斑疹在儿科多见于外感时行疾病,如麻疹、幼儿急疹、风疹、猩红热、水痘等,也见于杂病,如紫癜等。

斑有阳斑、阴斑之分。阳斑为湿热毒邪发斑,多见于温病热入营血,其斑大小不一,色泽鲜红或紫红,常伴发热等症;阴斑多内伤或者伴有外感而发,色淡红者多为气不摄血,色淡紫者多系阴虚内热,色紫红者多属血热夹瘀,色青紫者多是瘀血停滞。

疹有丘疹、疱疹之别,以疹内是否有液体而区分。若发热3~4天出疹,疹形细小,状如麻粒,口腔黏膜出现"麻疹黏膜斑"者为麻疹;若低热出疹,分布稀疏,色泽淡红,出没较快,常为风疹;若发热3~4天后热退疹出,疹细稠密,如玫瑰红色,常为幼儿急

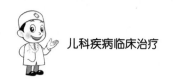

疹;若恶寒壮热,肤红如锦,稠布疹点,舌绛如杨梅,常为猩红热;若斑丘疹大小不一,如云出没,瘙痒难忍,常见于荨麻疹;若丘疹、疱疹、结痂并见,疱疹内有水液色清,见于水痘;若疱疹相对较大,疱液混浊,疱壁薄而易破,流出脓水,常见于脓疱疮。

1.3.1.5　察二便

初生婴儿的胎粪,呈暗绿色或赤褐色,黏稠无臭;母乳喂养儿,大便呈卵黄色,稠而不成形;牛奶、羊奶喂养儿,大便呈淡黄白色,质地较硬,有臭气。一般而言,除新生儿及较小乳儿大便可呈糊状,1日3次左右,正常小儿的大便应该色黄而干湿适中,日行1~2次。大便燥结,为内有实热或阴虚内热;大便稀薄,夹有白色凝块,为内伤乳食;大便稀薄,色黄秽臭,为肠腑湿热;下利清谷,洞泄不止,为脾肾阳虚;大便赤白黏冻,为湿热积滞,常见于痢疾;婴幼儿大便呈果酱色,伴阵发性哭闹,常为肠套叠;大便色泽灰白不黄,多系胆道阻滞。

正常小儿的小便为淡黄色。若小便黄赤短少,或有刺痛,多为湿热下注之热淋;若小便黄褐如浓茶,伴身黄、目黄,多为湿热黄疸;若小便色红如洗肉水或镜检红细胞增多者为尿血,鲜红色为血热妄行,淡红色为气不摄血,红褐色为瘀热内结,暗红色为阴虚内热;若小便浑浊如米泔水,为脾胃虚弱,饮食不调所致,常见于积滞与疳病。

1.3.1.6　察指纹

小儿指纹是食指桡侧的浅表静脉。婴幼儿皮肤薄嫩,络脉易于显露,故儿科对于3岁以下小儿常以察指纹作为望诊内容之一。

指纹分三关。自虎口向指端,第1节为风关,第2节为气关,第3节为命关。看指纹时要将小儿抱于光亮处,医生用左手食指、中指固定患儿腕关节,拇指固定其食指末端,用右手拇指在小儿食指桡侧命关向风关轻轻推几次,使指纹显露,以便于观察。

正常小儿的指纹大多淡紫隐隐而不显于风关以上。若发生疾病,尤其是危重病证,指纹的浮沉、色泽、部位等可随之发生变化。因而,察指纹对疾病的诊断辨证有一定的参考价值。

指纹的辨证纲要,可以归纳为"浮沉分表里,红紫辨寒热,淡滞定虚实,三关测轻重"。"浮"指指纹浮现,显露于外,主病邪在表;"沉"指指纹沉伏,深而不显,主病邪在里。纹色鲜红浮露,多为外感风寒;纹色紫红,多为邪热瘀滞;纹色淡红,多为内有虚寒;纹色青紫,多为瘀热内结;纹色深紫,多为瘀滞络闭,病情深重。指纹色淡,推之流畅,主气血亏虚;指纹色紫,推之滞涩,复盈缓慢,主实邪内滞,如瘀热、痰湿、积滞等。纹在风关,示病邪初入,病情轻浅;纹达气关,示病邪入里,病情较重;纹进命关,示病邪深入,病情加重;纹达指尖,称透关射甲,若非一向如此,则示病情重危。

察指纹时,应结合患儿无病时的指纹状况,以及患病后的症候表现,全面分析。当指纹与病症不符时,当"舍纹从证"。病情轻者指纹的变化一般不显著,也可"舍纹从证",或"舍纹从脉",不必拘泥。

1.3.2 闻诊

闻诊是医者用听觉和嗅觉来辅助诊查疾病的方法。儿科听声音主要包括小儿的啼哭、呼吸、咳嗽、语言等声音的高亢低微,嗅气味包括小儿口中之气味及大小便、痰液、汗液、呕吐物等的气味。

1.3.2.1 听声音

(1)啼哭声

《医宗金鉴·幼科心法要诀》说:"有声有泪声长曰哭,有声无泪声短曰啼。"啼哭是婴儿的语言,既是一种本能,也可能是身体不适的表现。新生儿乃至婴幼儿常以啼哭表达要求和痛苦。喂养、护理不当引起的啼哭一般声调一致,哭声洪亮而长,有泪状;哺乳、饮水或更换潮湿尿布衣着后,抱起亲昵走动,顺其心意后,啼哭即停。饥饿引起的啼哭多绵长无力,口作吮乳之状。腹痛引起的啼哭声音尖锐,忽缓忽急,时作时止;肠套叠引起的啼哭声音尖锐阵作,伴呕吐及果酱样或血样大便;夜卧啼哭,睡眠不安,白天如常者为夜啼。一般说来,小儿啼哭以洪亮为实证,哭声低微而弱为虚证;哭声清亮和顺为正常或病轻,哭声尖锐或细弱无力为病重。

(2)呼吸声

正常小儿的呼吸均匀平稳。若乳儿呼吸稍促,用口呼吸者,常因鼻塞所致;若呼吸气粗有力,多为外感实证,肺蕴痰热;若呼吸急促,喉间哮鸣者,为邪壅气道,是为哮喘;呼吸急迫,甚则鼻煽,咳嗽频作者,是为肺气郁闭;呼吸窘迫,面青不咳或呛咳,常为异物堵塞气道;呼吸微弱及吸气如哭泣样,为肺气欲绝之状。

(3)咳嗽声

咳嗽是肺系疾病的主症之一,有声无痰为咳,有痰无声为嗽,有声有痰为咳嗽。从咳嗽声和痰鸣声可辨别其表里寒热。如干咳无痰或痰少黏稠,多为燥邪犯肺,或肺阴受损;咳声清高,鼻塞声重,多为外感;咳嗽频频,痰稠难咯,喉中痰鸣,多为肺蕴痰热,或肺气闭塞。咳声嘶哑如犬吠状者,常见于白喉、急喉风。连声咳嗽,夜咳为主,咳而呕吐,伴鸡鸣样回声者为顿咳。

(4)语言声

小儿语言以清晰响亮为佳。语声低微,为气虚的表现;呻吟不休,多为身体不适;

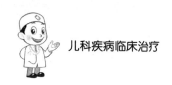

突然语声嘶哑,多为外感;高声尖叫,多为剧痛所致;谵语妄言,声高有力,兼神志不清,为热闭心包;语声謇涩,多为热病高热伤津,或痰湿蒙闭心包。

1.3.2.2 嗅气味

嗅气味包括患儿口中之气味及大小便、呕吐物等的气味。注意排除因吃某些食物后引起的特殊气味。

(1)口中气味

口气秽臭,多为肺胃积热,伤食积滞,浊气上蒸;口气血腥,多见于齿龈、肺胃出血;口气腐臭,兼吐脓痰带血,多属肺痈。

(2)大小便气味

大便酸腐,多因伤食;臭味不著,完谷不化,多为脾肾虚寒。小便气味臊臭,多因湿热下注;小便清长如水,多属脾肾阳虚。

(3)呕吐物气味

吐物酸臭,多因食滞化热;吐出黄色苦水,多为邪犯胆腑;吐物臭秽如粪,多因肠结气阻,秽粪上逆。

1.3.3 问诊

问诊是医者通过询问病情诊察疾病的一种方法。由于婴幼儿不会说话,较大儿童也难以用语言正确表达自己的病情,所以,除年长儿可由自己陈述外,儿科问诊主要靠询问家长或保育员。问诊中须注意问清主要痛苦、发病时间及经过、病因及治疗情况,即主诉与现病史;以往曾患何种疾病、治疗效果,即既往史;家庭人员健康状况,即家族史。还要注意问年龄、问个人史等,并注意结合儿科病的特点询问。

1.3.3.1 问年龄

询问年龄对诊断疾病具有重要意义,儿科某些疾病与年龄有密切关系,儿童用药的剂量也应按年龄的大小而定。

1周内新生儿易患脐风、胎黄、脐湿、脐疮等,新生儿和乳婴儿易患鹅口疮、脐突、夜啼,婴幼儿易患泄泻,6个月以后的小儿易患麻疹,1岁左右的婴幼儿易患幼儿急疹等传染病,学龄前小儿易患水痘、百日咳等传染病,12岁以后疾病谱已基本上接近成人。

问年龄要询问实足年龄,新生儿应问明出生天数,2岁以内的小儿应问明实足月龄,2岁以上的小儿应问明实足岁数及月数。

1.3.3.2 问病情

问病情包括询问疾病的症状及持续时间,病程中的病情变化和发病的原因等。着重询问以下内容：

（1）问寒热

主要问寒热的微甚进退、发作时辰与持续时间、温度高低，最好用体温计测量。为了辨别寒热性质，也需结合观察、触摸、询问等。如通过患儿头额、胸腹、四肢、手足心等部位的触摸，或哺乳时的感觉，呼吸时鼻气温度来测知小儿是否发热；通过观察其姿态，如依偎母怀、蜷缩而卧、喜暖避冷，测知有无畏寒存在。

小儿恶寒发热无汗，多为外感风寒；发热有汗，多为外感风热；寒热往来，多为邪郁少阳；但热不寒为里热，但寒不热为里寒；大热、大汗、口渴不已为阳明热盛；发热持续、身热不扬，午后热盛，面黄苔腻，为湿热内蕴；夏季高热，持续不退，伴有无汗、口渴、多尿，秋凉后自平，常为夏季热；午后或傍晚潮热，伴盗汗者，为阴虚发热；夜间发热，腹壁、手足心热，胸满不食者，多为内伤乳食。

（2）问出汗

小儿肌肤嫩薄，腠理疏松，较之成人易于出汗。常见入睡之时，头额汗出，若汗出不多，又无他症者，不属病态。若因天气炎热、室温过高、穿衣盖被过多、快速进热食、剧烈运动后汗出过多，也属正常生理现象。问汗主要询问汗出的多少、部位、时间等。若在白天汗出较多，稍动尤甚，不发热者，为气虚卫外不固的自汗；入睡则汗出淋漓，醒后汗止，为阴虚或气阴两虚的盗汗。热病中汗出热不解者，为表邪入里；若口渴、烦躁、脉大、大汗者，为里热实证；若大汗淋漓，伴呼吸喘促，肢冷脉伏者，为阳气将绝、元气欲脱之危象。

（3）问头身

较大儿童能诉说头痛、头晕及身体其他部位的疼痛和不适。头痛而兼发热恶寒为外感风寒；头痛呕吐，高热抽搐，为邪热入营，属急惊风；头晕而兼发热多因外感；头晕而兼面白乏力，多为气血不足；头痛如刺，痛有定处，多为瘀阻脑络。

肢体酸痛而兼发热，多为外感，或邪阻经络；关节疼痛，屈伸不利，常见于痹证，肿痛而热者，多为热痹，肿痛不热者，多为寒痹；肢体瘫痪不用，强直屈伸不利，为痉挛性瘫痪，多为风痰入络，血瘀气滞；痿软屈伸不能为软瘫，多因肝肾亏虚，筋骨失养。小儿有下肢关节疼痛阵作，发作为时短暂，关节肌肉无变化，亦无其他症状者，可能为生长阶段出现的暂时性络脉不和，俗称"生长痛"，不必认作病态。

（4）问二便

患儿大小便的数量、性状、颜色、气味及排便时的感觉等情况，有些可从望诊、闻诊中获悉，通常是通过问诊了解。若大便酸臭，或如败卵，完谷不化，或腹痛则泻，泻后痛

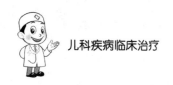

减,多属内伤乳食;若大便溏薄不化,或先干后溏,次数较多,或食后欲便者,多为脾虚运化失职;若便泻日久,形瘦脱肛者,多为中气下陷;若大便呈水样,澄澈清冷,泻下无度者,多属脾肾阳虚;便次多而量少,泻下黏冻,或见脓血,并伴里急后重者,多为痢疾;大便稀溏,颜色灰白者,多为黄疸;便时哭闹不安,多为腹痛。大便困难,几日不解,伴腹胀、有矢气者,为肠燥便秘;若大便不通,腹部满硬,无矢气,伴见潮热、口渴者,为热结阳明。

小便的多少与饮水量的多少和出汗的多少,以及大便的干稀等因素有关。一般而言,小便频数而短赤者,多是下焦湿热,或心热移于小肠;小便清长量多,甚或遗尿者,多是肾气不足,下元虚冷;小便淋漓,伴尿急、尿痛,多为湿热下注膀胱之热淋;排尿不畅或突然中断,或见尿血鲜红,或排出砂石者,为湿热煎熬之石淋;小便过多,兼多饮多食者,是消渴;小便短少,兼一身浮肿者,是水肿。

(5)问饮食

饮食包括纳食和饮水两个方面。小儿能按时饮食,食量正常,不吐不泻者,为脾胃功能良好的表现。若不思饮食,或所食不多,兼见面白神疲,为脾胃虚弱;不思饮食,脘腹胀满,或兼吐泻者,为乳食积滞;善食而不充形骸,嗜食异物,多为疳证、虫证。渴喜冷饮,多为热证;渴喜热饮,或口不渴,多为寒证;渴欲饮水,口舌干燥,为胃热津伤;渴不欲饮,或饮亦不多,多为湿热内蕴。多饮多食,形瘦尿多,为阴虚燥热之消渴;多饮少食,舌干便秘,为胃阴不足之厌食。

(6)问睡眠

正常小儿睡眠总以安静为佳。年龄越小,睡眠时间越长。小儿白天如常,夜不能寐,啼哭不休,或定时啼哭者,为夜啼;睡卧不安,烦躁不宁,多属邪热内蕴,心经郁热;寐不安宁,多汗惊惕,常见于佝偻病之脾虚肝旺证;寐而不宁,肛门瘙痒,多为蛲虫;睡中露睛,多为久病脾虚;入夜心怀恐惧而难寐,多为心神失养或惊恐伤神;出现昏睡或嗜睡,在热病中多为邪入心包或痰蒙清窍所致。

1.3.3.3 问个人史

问个人史包括胎产史、喂养史、生长发育史、预防接种史等。

(1)胎产史

要问清胎次、产次,是否足月,顺产或难产,是否有窒息史,以及接生方式、出生地点、出生情况、孕期母亲的营养和健康状况及有否流产史等。

(2)喂养史

包括喂养方式和辅助食品添加情况,是否已经断奶和断奶后的情况。对年长儿还应询问饮食习惯,现在的食物种类和食欲等。

(3)生长发育史

包括体格生长和智能发育,如坐、立、行、语、齿等出现的时间;囟门闭合的时间;体重、身长增长情况;对已入学小儿还应了解学习成绩,推测智力情况。

(4)预防接种史

是否按时进行计划免疫,包括卡介苗、乙型肝炎血清疫苗、麻疹减毒活疫苗、脊髓灰质炎减毒活疫苗、白喉类毒素、百日咳菌苗、破伤风类毒素混合制剂、乙型脑炎疫苗、流行性脑膜炎菌苗,以及甲型肝炎减毒活疫苗等疫苗的预防接种情况。记录接种年龄和反应等。

1.3.4 切诊

切诊是医者运用手指切按患者体表以诊察疾病的方法。切诊包括脉诊和按诊两个方面,是诊断儿科疾病的重要手段。由于小儿就诊时每多啼哭叫嚷,往往影响气息脉象,所以,为了使切诊准确,脉诊与按诊均应在尽可能使患儿安静的状态下进行。

1.3.4.1 脉诊

小儿脉诊与成人有所不同。因小儿寸口部位较短,容不下成人三指,故对7岁以下儿童采用"一指定三关"的方法,即医者用食指或拇指同时按压寸、关、尺三部,并取轻、中、重三种不同指力,即浮、中、沉三候来体会脉象变化。7岁以上儿童可采用成人三指定寸关尺三部的切脉方法,视患儿寸关尺脉位的长短以调节三指的距离。医者先调息呼吸,然后集中思想切脉。切脉时间一般不少于3 min。

健康小儿脉象平和,较成人软而稍数,年龄越小,脉搏越快,因此不同年龄的健康小儿,脉息的至数是不相同的,如按成人正常呼吸定息计算,初生婴儿一息7~8至,1~3岁6~7至,4~7岁约6至,8~14岁约5至,若因啼哭、活动等而使脉搏加快,不可认作病脉。

小儿病理脉象,主要分浮、沉、迟、数、有力、无力六种,所谓"六纲脉",即以浮、沉、迟、数四种脉象辨别表、里、寒、热,以无力、有力分虚实,比较切合临床实际。同时,也应注意滑、弦、结、代等病脉。

凡轻按即得者为浮脉,浮主表证,浮而有力者为表实,浮而无力者为表虚;重按始得者为沉脉,沉主里证,沉而有力者为里实,沉而无力者为里虚。脉搏迟缓,来去比正常脉次数慢者,即是迟脉,迟脉主寒,迟而有力者为实寒,迟而无力者为虚寒;脉搏快速,来去比正常脉次数多者,即是数脉,数脉主热,数而有力者为实热,数而无力者为虚

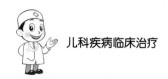

热。此外,如脉象来去流利,如盘走珠者为滑脉,滑脉为痰食中阻;脉象如按琴弦者为弦脉,弦脉为肝旺或为痛、为惊;脉缓时止者为结脉,结脉为心气伤;脉迟数不定,止有常数者为代脉,代脉为心气大伤、脏器虚损。

1.3.4.2 按诊

按诊的部位,包括头囟、颈腋、胸腹、四肢与皮肤,一般按自上而下的顺序进行。通过对这些部位的触摸,察其大、小、冷、热、硬、实、凸、凹等程度,以了解患儿生长发育和疾病的寒热虚实等证情。

(1)按头囟

小儿囟门逾期不闭或颅骨按之不坚而有弹性感者,为肾气不足、发育欠佳的表现,常见于佝偻病等;囟门下陷成坑者为囟陷,多因严重吐泻、亡津液所致;囟门隆凸,按之紧张,为囟填,多为风火痰热上攻,肝火上亢,热盛生风。颅骨开解,头缝未合,头大额缩,囟门宽大者,为解颅,多属先天肾气不足、脑髓膨胀之故。

(2)按颈腋

正常小儿在颈项、腋下部位可触及少许绿豆大小之脊核(淋巴结),活动、不硬、不痛,不属病态。若脊核增大,质坚成串,推之不移,按之疼痛,或肿大灼热,为痰热毒结;若仅见增大,按之不痛,质坚成串,则为瘰疬。

(3)按胸腹

胸骨高突,按之不痛者,为"鸡胸";脊背高突,弯曲隆起,按之不痛,为"龟背"。左侧前胸心尖冲动处古称"虚里",是宗气会聚之所。若搏动太强而节律不匀者,是宗气外泄,病情严重;若动而微弱,触之不甚明显者,为宗气内虚;若搏动过速,伴喘促鼻煽者,为宗气不继,病情危重。胸胁触及串珠,两肋外翻,可见于佝偻病。若右上腹肋下触及痞块,或按之疼痛,为肝肿大;左上腹肋下触及痞块,为脾肿大,多为气滞血瘀之证。小儿腹部柔软温和,按之不痛为正常。腹痛喜按,按之痛减者,为虚痛;腹痛喜热敷,为寒痛;腹痛拒按,按之胀痛加剧,为里实腹痛。剑突下疼痛多属胃脘痛。患儿多啼哭,肚脐外突,按之有声者,是脐突;脐周疼痛,按之痛减,并可触及条索状包块者,多为蛔虫症;腹胀形瘦,腹部青筋显露,多为疳证;腹部胀满,叩之如鼓者,为气胀;叩之音浊,按之有液体波动之感,多为腹水;右下腹按之疼痛,兼发热,多属肠痈。

(4)按四肢

平时手足冷者,多阳虚;手足心热者,多属阴虚内热或内伤乳食;手背、全身俱热者,多属外感表证;高热时四肢厥冷,为热深厥深;四肢厥冷,面白唇淡者,多属虚寒;四肢厥冷,唇舌红赤者,多是真热假寒之象。

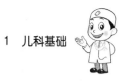

（5）按皮肤

肤冷汗多，为阳气不足；肤热无汗，为热闭于内；肤热汗出，为热蒸于外；皮肤干燥，失去弹性，为吐泻伤津耗液之证。肌肤肿胀，按之随手而起，属阳水水肿；肌肤肿胀，按之凹陷难起，属阴水水肿。

1.4 儿科治疗基础

儿科疾病的治疗大法与成人基本一致，但由于小儿在病因、生理病理、病种上与成人有所不同，故在治疗方法、药物选择、药物剂量、给药途径的运用上也有其特点。中药汤剂内服吸收快，加减运用灵活，便于喂服；中药成药易贮存携带，服用方便；药物外治使用简便，易为患儿接受；推拿、艾灸、针刺等治疗手段，亦有较好疗效，可根据病情选择应用。

1.4.1 内治疗法

1.4.1.1 用药原则

（1）治疗要及时、正确和审慎

由于小儿生理病理上具有脏腑娇嫩，形气末充，发病容易，变化迅速的特点，所以要及时采取有效措施，争取主动，尽快控制病情的发展变化。例如，小儿感冒初起只有发热咳嗽之表证，若治不及时或治不恰当，邪气内侵，可演变为肺炎喘嗽。因此，当病邪在表，且有外解之机时，应因势利导，引邪外出，从表而解。不可寒凉太过，卫阳被遏，使表邪留恋；不可发汗太过，耗损卫阳；也不可骤然固涩而闭门留寇。《温病条辨·解儿难》中指出："其用药也，稍呆则滞，稍重则伤，稍不对证，则莫知其乡，捉风捕影，转救转剧，转去转远。"因此，儿科用药不仅要及时、正确，还应审慎。对于危急患儿可根据病情选用相应的急症必备中成药，如治疗高热惊厥的清开灵注射液。

（2）处方用药精简灵活

小儿脏气清灵，随拨随应，病证比较单纯。因此，在治疗时处方用药应力求精简灵活。无论正治或反治，或寒或热，或寒温并用，或补或泻，或补泻兼施，总宜轻巧活泼，不可重浊呆滞，要寒不伤阳，热不伤阴，补不碍邪，泻不伤正。尤应注意不得妄用攻伐，对于大苦、大寒、大辛、大热、峻下、毒烈之品，均当慎用，即便有是证而用是药，也应中病即止，或衰其大半而止，不可过剂，以免耗伤小儿正气。

（3）注意顾护脾胃

脾胃为后天之本，小儿生长发育全靠脾胃化生精微之气以充养，疾病的恢复赖脾

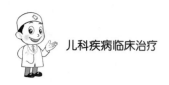

胃健运生化,先天不足的小儿也要靠后天来调补。儿科医师应十分重视小儿脾胃的特点,处处顾及脾胃之气,切勿使之损伤。正如万全所言:"五脏有病,或泄或补,慎勿犯胃气。"

(4)重视先证而治

小儿发病容易,传变迅速,易虚易实,易寒易热,治疗时应见微知著,先证而治,挫病势于萌芽之时,挽病机于欲成未成之际。尤其是外感热病或时行疾病,病情发展迅速,在医者诊察之时,要根据病情发展的规律和趋势,考虑到病情下一步有可能转化的病证,提前一步用药,先证而治,顿挫病势,防止传变。《金匮要略·脏腑经络先后病脉证第一》"夫治未病者,见肝之病,知肝传脾,当先实脾"即是此意。

(5)掌握用药剂量

小儿用药剂量常随年龄大小、个体差异、病情轻重、方剂的组合、药味多少、医者的经验而异。由于小儿服药时常有浪费,所以中药汤剂的用量相对较大,尤其是益气健脾、养阴补血、消食和中一类药性平和之剂更是如此,但一般不应超过成人的常用剂量。对一些辛热有毒、苦寒攻伐和药性猛烈的药物,如麻黄、附子、细辛、乌头、大黄、芒硝等,应用时则需要注意剂量,不可用量过大。为方便计算,可采用下列比例用药,新生儿用成人量的1/6,乳婴儿用成人量的1/3,幼儿用成人量的1/2,学龄儿童用成人量的2/3或接近成人用量。一般病例可按上述比例拟定药物剂量,但若病情急重则不受此限制。如治疗流行性乙型脑炎所用清热解毒药中,生石膏、板蓝根的用最也有超过成人一般剂量的。此外,尚可按处方中药味的多少、方剂配伍要求决定其剂量。

1.4.1.2 给药方法

(1)口服给药法

包括汤剂及各种口服中成药的给药。汤剂的煎煮,药汁不宜太多,婴儿煎取60～100 mL,幼儿及幼童150～200 mL,学龄期儿童200～250 mL。并可采取少量多次喂服的方法。对抗拒服药的小孩,可固定其头部,喂药者以两手指紧按两腮上下牙间使其开口,然后用小匙将药汁送至舌后部,将小匙竖起,使之自然吞入。切勿捏鼻灌服,以防呛入气管。另外,可在药汁内稍加食糖矫味,使之便于服下。丸剂、片剂研碎,加糖水服;颗粒及浸膏可用温开水溶解稀释后喂服。对幼童,服药时最好还是做好说服教育工作,争取患儿主动配合治疗。

(2)鼻饲给药法

取消毒鼻饲管轻轻由鼻腔插入食管至胃中,用针筒吸取药液,徐徐注入鼻饲管内。此法适用于昏迷或吞咽困难的患儿。

（3）雾化吸入法

是利用雾化吸入器，将含有药物的液体变化为气雾由患儿口鼻吸入，直接作用于呼吸道局部，常用于治疗肺炎喘嗽、哮喘、感冒、咳嗽等。使用中药作雾化吸入，注意不可直接用汤剂、口服液类药剂，只能用注射液类药剂，如清开灵注射液、炎琥宁注射液等。

（4）吹鼻法用药

末吹入鼻腔内取嚏，或将药物滴入鼻腔内，治疗惊风高热神昏等病证。

（5）直肠给药法

取导尿管作常规消毒后，轻轻插入肛门直肠中，用针筒吸入药液缓缓注入直肠；或将药液倒入点滴瓶中，接上输液管，使药液徐徐滴入直肠中，从直肠吸收以达到治疗病症的目的。此法对于外感发热、肠胃疾病、水毒内闭等有较好的疗效，且在一定程度上避免了小儿服药难的问题。

（6）注射给药法

将中药制剂按要求给予肌内注射、静脉注射或静脉点滴。注射给药，使用便捷，作用迅速，是儿科比较理想的一种给药方法。如用清开灵注射液加在 10% 葡萄糖注射液中，静脉点滴，以治疗外感发热。

1.4.1.3 常用内治法

在审明病因、分析病机、明确诊断、辨清症候之后，应针对性地选择一定的治疗方法，其中"汗、吐、下、和、温、清、补、消"是中医学最基本的治法。儿科根据自身特点，按照八法原则，常组合成以下 12 种治法，这些治法既常单独使用，也常联合运用。

（1）疏风解表法

主要适用于外邪侵袭肌表所致的表证。由于外邪郁闭肌表，开阖失司，出现发热、恶风、汗出或无汗等症，可用疏散风邪的药物，使郁于肌表的邪气从汗而解。临床上有辛温、辛凉之分。

（2）止咳平喘法

主要适用于邪郁肺经，痰阻肺络所致的咳喘。咳喘久病，每易由肺及肾，出现肾虚的症候，此时在止咳平喘的方剂中，加入温肾纳气的药物。

（3）清热解毒法

主要适用于热毒炽盛的实热证，如温热病、湿热病、斑疹、血证、丹毒、疮痈等。其中又可分为甘凉清热、苦寒清热、苦泄降热、咸寒清热等，应按邪热在表、在里、属气、属血，入脏、入腑等，分别选方用药。

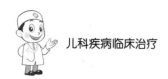

（4）凉血止血法

主要适用于诸种出血的症候,如鼻衄、齿衄、尿血、便血、紫癜等。小儿血证常由血热妄行、血不循经引起,用清热凉血法治疗居多。但是,气不摄血、脾不统血、阴虚火旺等其他原因引起的出血临床也不少见,可在补气、健脾、养阴等法的基础上配伍本法进行治疗。

（5）安蛔驱虫法

主要适用于小儿肠道虫证,如蛔虫、蛲虫等。其中尤其以蛔虫病变化多端,可合并蛔厥(胆道蛔虫症)、虫瘕(蛔虫性肠梗阻)等。发生这些情况时,当先安蛔缓急止痛为主,待病势缓和后,再予驱虫。

（6）消食导滞法

《幼幼集成》说:"消者散其积也,导者行其气也。"本法主要适用于小儿乳食不节,停滞不化之证,如积滞、伤食吐泻、疳病等。小儿脾胃薄弱,若饮食不节,恣食无度,则脾胃纳运失常。轻则呕吐泄泻、厌食腹痛;重则为积为疳,影响生长发育。在消食导滞药物中,麦芽擅消乳积,山楂能消肉食积,神曲善化谷食积,莱菔子擅消麦面之积,鸡内金则能消各种食积,还有开胃作用。

（7）镇惊开窍法

主要适用于小儿惊风、癫痫等病证。

（8）利水消肿法

"治湿不利小便,非其治也"。本法主要适用于水湿停聚,小便短少而水肿的患儿。若为湿邪内蕴,脾失健运,水湿泛于肌肤者,则为阳水;若脾肾阳虚,不能化气行水,水湿内聚为肿,则为阴水。除常用方剂外,车前子、荠菜花、玉米须等,也有较好的消肿利尿作用。

（9）健脾益气法

主要适用于脾胃虚弱、气血不足的小儿,如泄泻、疳病及病后体虚等。单味怀山药粉调服,有良好的健脾止泻作用。气虚与脾虚关系密切,治气虚时多从健脾着手,健脾时多借助益气,故两者常配合运用。鉴于脾虚气弱小儿运化失职,常出现食欲不振,消化不良,故健脾益气方药中可酌情佐以砂仁、藿香、陈皮、山楂、神曲、鸡内金等理气消导之品。

（10）培元补肾法

主要适用于小儿胎禀不足,肾气虚弱及肾不纳气之证,如解颅、五迟、五软、遗尿、哮喘等。小儿时期常见肝肾同病、脾肾同病或肺肾同病,治疗时应配合养肝、健脾、补肺之品。

（11）活血化瘀法

主要适用于各种血瘀之证。如肺炎喘嗽、哮喘口唇青紫，肌肤有瘀斑瘀点，以及腹痛如针刺、痛有定处、按之有痞块等。基于"气为血之帅，气行则血行"的原则，活血化瘀方中常辅以行气的药物。

（12）回阳救逆法

主要适用于小儿元阳虚衰欲脱之危重症候。临床可见面色苍白、神疲肢厥、冷汗淋漓、气息奄奄、脉微欲绝等，此时必须用峻补阳气的方药加以救治。

1.4.2 外治疗法

1.4.2.1 外治法的优点

外治法作用迅速，小儿肌肤柔嫩，脏气清灵，尤为有效。加之小儿大多害怕打针，不愿服药或喂服困难，因此自古有"良医不废外治"之说。临床实践证明，采用各种外治法治疗小儿常见病、多发病，易为小儿所接受，应用得当，有较好的疗效。可以单用或与内治法配合应用。

外治诸法，其机制与内治诸法相通，也需视病情之寒热虚实进行辨证论治。外治法通常按经络腧穴选择施治部位。《理瀹骈文·略言》说："外治之理，即内治之理；外治之药，即内治之药，所异者法耳。"可见外治与内治的取效机制是一致的。

1.4.2.2 外治法的种类

目前儿科临床上的外治法主要使用一些药物进行敷、贴、熏、洗、吹、点、灌、嗅等。这些方法药简效捷，是未来儿科医学的发展方向之一。

熏洗法是利用中药的药液及蒸气熏洗人体外表的一种治法。如夏日高热无汗可用香薷煎汤熏洗，发汗退热；麻疹发疹初期，为助透疹，用生麻黄、浮萍、芫荽子、西河柳煎汤后，加黄酒擦洗头部和四肢，并将药液放在室内煮沸，使空气湿润，体表亦能接触药气。

涂敷法是将新鲜的中草药捣烂，或用药物研末加入水或醋调匀后，涂敷于体表的一种外治法。如用鲜马齿苋、仙人掌、青黛、金黄散、紫金锭等，任选一种，调敷于腮部，治疗痄腮；用吴茱萸粉 3 份、胆南星粉 1 份，用米醋调成膏状涂敷于足底涌泉穴，治疗滞颐。

罨包法是将药物置于皮肤局部，并加以包扎的一种外治法。如用皮硝包扎于脐部以消食积；用五倍子粉加食醋调填入脐内再包扎，治疗盗汗等。

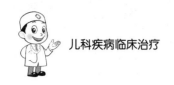

热熨法是将药物炒热后,用布包裹以熨肌表的一种外治法。如炒热食盐熨腹部,治疗腹痛;用生葱、食盐炒热,熨脐周围及少腹,治疗癃闭等。

敷贴法是将药物制成软膏、药饼,或研粉撒于普通膏药上,敷贴于局部的一种外治法。如用丁香、肉桂等药粉,撒于普通膏药上贴于脐部,治疗寒证泄泻。再如在夏季三伏天,用延胡索、白芥子、甘遂、细辛研末,以生姜汁调成药饼,敷于肺俞、膏肓、百劳穴上,治疗哮喘等。

擦拭法是用药液或药末擦拭局部的一种外治法。如冰硼散擦拭口腔,或用淡盐水、银花甘草水拭洗口腔,治疗鹅口疮、口疮等。

药袋疗法是将药物研成粉末装入袋内,给小儿佩戴在胸前、腹部或枕头的一种外治法。药物常选用山奈、苍术、白芷、砂仁、丁香、肉桂、甘松、豆蔻、沉香、檀香、艾叶等芳香药物,根据病情,选药配方,制成香袋、肚兜、香枕等。经常使用,具有辟秽解毒、增进食欲、防病治病的作用。

1.4.3 其他疗法

其他疗法包括推拿疗法、针灸疗法、拔罐疗法等治法,严格说来,也属于外治法,但与前面所述之药物外治法有所不同,故另行介绍。

1.4.3.1 推拿疗法

小儿推拿古称小儿按摩,是专以手法对小儿疾病治疗的一种方法,有促进气血循行、经络通畅、神气安定、脏腑调和的作用,能达到驱邪治病的目的。儿科临床常用于学龄前小儿泄泻、腹痛、厌食、斜颈、痿征等疾病,年龄越小,效果越好。其手法应轻快柔和。取穴和操作方法与成人有所不同,常用推、拿、揉、运、掐等手法,常取上肢的六腑、天河水、三关,掌部的大肠、脾土、板门,下肢的足三里、三阴交,背部的大椎、脾俞、肾俞、大肠俞、七节、龟尾,腹部的脐中、天枢、丹田、气海等穴。

捏脊疗法是儿科常用的一种推拿方法,通过对督脉和膀胱经的按摩,调和阴阳,疏理经络,行气活血,恢复脏腑功能以防治疾病。具体操作方法:患儿俯卧,一法是医者两手半握拳,双手两食指抵于背脊上,再以两手拇指伸向食指前方,合力夹住肌肉提起,而后,食指向前,拇指向后退,作翻卷动作,两手同时向前移动;另一法是医者用双手拇指与食指、中指、无名指相对,做捏物状手形,自腰骶开始,沿脊柱两侧捏起皮肤,不断向上捏至大椎穴止。如此反复3~5次,捏到第3次后,每捏3把,将皮肤提起1次。每日1次,6日为1疗程。对有脊背皮肤感染、紫癜等疾病的患儿禁用此法。

1.4.3.2 针灸疗法

针灸疗法包括针法与灸法。儿科针灸疗法常用于治疗遗尿、哮喘、泄泻、惊风、痹证、乙脑后遗症等病证。小儿针灸所用的经穴基本与成人相同。但是,由于小儿接受针刺的依从性较差,故一般采用浅刺、速刺的针法,又常用腕踝针、耳针、激光穴位照射治疗;小儿灸法常用艾条间接灸法,与皮肤有适当距离,以皮肤微热微红为宜,并要注意防止皮肤灼伤。

刺四缝疗法是儿科针法中常用的一种。四缝是经外奇穴,它的位置在食指、中指、无名指及小指四指中节横纹中点,是手三阴经所经过之处。针刺四缝可以清热除烦、通畅百脉、调和脏腑等,常用于治疗小儿厌食、疳证。具体操作方法:皮肤局部消毒后,用三棱针刺约 1 分深,刺后用手挤出黄白色黏液少许。

1.4.3.3 拔罐疗法

拔罐疗法是运用罐具,造成罐内负压,使之吸附于患处或穴位上,产生局部充血,从而达到治疗病症目的的一种治法,有促进气血流畅、营卫运行,祛风散寒,舒筋止痛等作用,常用于肺炎喘嗽、哮喘、腹痛、遗尿等疾病。儿科拔罐采用口径较小的竹罐或玻璃罐,留罐时间要短,取罐时注意先以拇指或食指按压罐边皮肤,使空气进入罐内,火罐自行脱落,不可垂直用力硬拔。现也常用橡胶或塑料罐具,使用时,只需用力将罐挤压排气(挤压程度随所需吸力大小而定),再将罐口紧扣在所选部位,放松挤压,罐即吸住局部皮肤;起罐时,再次挤压罐具,罐内负压消失则自行脱落。对高热惊风、水肿、出血、严重消瘦、皮肤过敏、皮肤感染的小儿,不可使用此法。

1.4.3.4 饮食疗法

饮食疗法简称"食疗",是在中医药学理论指导下,运用食物的性味和所含成分,作用于有关脏腑,以调节机体功能、防治疾病、养生康复的一种方法。

中医饮食疗法主要有两大类:一类是单独用食物,凡米、面、果、菜、禽、畜、蛋、鱼等皆可用作食疗,如生姜红糖茶能够解表散寒,治疗小儿风寒感冒;苹果泥能止泻,治疗小儿泄泻;萝卜粥能祛痰止咳、降气宽中、消食行滞,可治疗小儿咳嗽、厌食;羊肝能养血补肝明目,可治疗小儿雀盲等。另一类是食物加药物,经过加工制成食疗食品,如八珍糕能健脾助运,可治疗小儿厌食、疳证;马齿苋粥能清肠利湿止泻,可治疗小儿脾虚夹湿泄泻;金银花露能清热解毒,治疗小儿暑热痱子;雪梨膏能润肺止咳,治疗小儿肺燥咳嗽。后一类食疗中的药物,常选择那些既是食品又是药品的品种,如甘草、乌梅、陈皮、砂仁、酸枣仁、决明子、莱菔子、青果、罗汉果、白果、香橼、肉豆蔻、肉桂、菊花、薄荷、藿香、茯苓、鸡内金、马齿苋、乌梢蛇等。食物加药物的食疗,一般不宜给正常的小儿服用,更不可长期服用。

饮食疗法要根据小儿特点,因人而异,辨证施用,择食调养,同时要注意饮食禁忌。

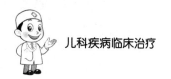

饮食疗法中小儿常用的饮食种类有粥、汤、饮、汁、羹、露、茶、糕、饼、膏、糖等,其中尤以粥类用途最广。饮食疗法用途虽广,但作用比较平和,临床上一般只作为主要治疗方法之外的一种辅助疗法。

总之,儿科疾病无论采用内治法、外治法或其他治法,必须因病、因时、因地制宜,不可偏废。一般疾病,多以口服给药为主;急危重症,则以注射、鼻饲给药为主,尤其是急救时或中西医结合或内外兼治,应灵活运用。

2 小儿腹泻

2.1 小儿腹泻

小儿腹泻,是多病原、多因素引起的以腹泻为主的一组疾病。主要特点为大便次数增多和性状改变,可伴有发热、呕吐、腹痛等症状及不同程度水、电解质、酸碱平衡紊乱。病原可由病毒(主要为人类轮状病毒及其他肠道病毒)、细菌(致病性大肠杆菌、产毒性大肠杆菌、出血性大肠杆菌、侵袭性大肠杆菌以及鼠伤寒沙门氏菌、空肠弯曲菌、耶氏菌、金葡菌等)、寄生虫、真菌等引起。肠道外感染、滥用抗生素所致的肠道菌群紊乱、过敏、喂养不当及气候因素也可致病。是 2 岁以下婴幼儿的常见病。

2.1.1 分类

2.1.1.1 根据病情严重程度划分

轻型腹泻:有胃肠道症状。全身症状不明显,体温正常或有低热。无水电解质及酸碱平衡紊乱。

重型腹泻:此型除有严重的胃肠道症状外,还伴有重度的水电解质及酸碱平衡紊乱、明显的全身中毒症状。

2.1.1.2 根据病程划分

急性腹泻:病程 <2 周。

迁延性腹泻:病程 2 周 ~2 月

慢性腹泻:病程 >2 月。

2.1.1.3 根据病因划分

感染性腹泻:霍乱、痢疾、其他感染性腹泻(除霍乱弧菌和志贺氏菌外的细菌、病

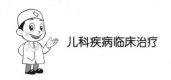

毒、寄生虫、真菌等引起)。

非感染性腹泻:食饵性腹泻、症状性腹泻、过敏性腹泻、内分泌性腹泻、先天性或获得性免疫缺陷、炎症性肠病、小肠淋巴管扩张症等。

2.1.2 病因

2.1.2.1 感染因素

(1)肠道内感染

可由病毒、细菌、真菌、寄生虫引起,以前两者多见,尤其是病毒。

①病毒感染:寒冷季节的小儿腹泻80%由病毒感染引起。病毒性肠炎主要病原为轮状病毒,其次有如病毒、星状病毒、科萨奇病毒、埃可病毒、冠状病毒等。

②细菌感染:致腹泻大肠杆菌,包括致病性大肠杆菌,产毒性大肠杆菌,侵袭性大肠杆菌,出血性大肠杆菌及黏附-聚集性大肠杆菌。

弯曲菌与肠炎有关的弯曲菌属有空肠型、结肠型和胎儿型3种,95%~99%弯曲菌肠炎是由胎儿弯曲菌及空肠弯曲菌引起的。

其他包括耶尔森菌,沙门菌(主要为鼠伤寒和其他非伤寒、副伤寒沙门菌)、嗜水气单胞菌、难辨梭状芽孢杆菌、金黄色葡萄球菌、绿脓杆菌、变形杆菌等。

③真菌:致腹泻的真菌有念珠菌、曲菌、毛霉菌等。婴儿以白色念珠菌多见。

④寄生虫:常见为蓝氏贾第鞭毛虫、阿米巴原虫和隐孢子虫等。

(2)肠道外感染

有时引起消化功能紊乱,亦可产生腹泻症状,即症状性腹泻。年龄越小越多见。腹泻不严重,大便性状改变轻微,为稀糊便,含少许黏液,无大量水分及脓血,大便次数略增多,常见于上呼吸道感染、支气管肺炎、中耳炎等,随着原发病的好转腹泻症状渐消失。

使用抗生素引起的腹泻:常表现为慢性、迁延性腹泻。由于长期使用广谱抗生素,一方面使肠道有害菌,耐药金葡菌、难辨梭状芽孢杆菌、绿脓杆菌等大量繁殖,另一方面使双歧杆菌等有益菌减少,微生态失衡而出现腹泻,大便的性状与细菌侵袭的部位有关,病情可轻可重。

2.1.2.2 非感染因素

饮食护理不当:多见于人工喂养儿。喂养不定时、不适当或以淀粉类食品为主食,或饮食中脂肪过多以及断奶后突然改变食物品种,均能引起轻、中度腹泻(消化不良)。气候突然变化,腹部受凉使肠蠕动增加;天气过热,消化液分泌减少;由于口渴,吸乳过多,增加消化道负担,均易诱发腹泻。大便为稀薄或蛋花汤样,无脓血和酸臭味,如不及时控制,易并发肠道感染。

过敏性腹泻:如对牛奶或大豆制品过敏而引起的腹泻。

原发性或继发性双糖酶(主要是乳糖酶)缺乏或活性降低:肠道对糖的吸收不良引起腹泻。

气候因素:气候突然变化、腹部受凉使肠蠕动增加;天气过热消化液分泌减少或由于口渴饮奶过多等都可以诱发消化功能紊乱导致腹泻。

2.1.3 临床表现

2.1.3.1 腹泻常伴症状

轻型:起病可缓可急,以胃肠道症状为主,食欲不振,偶有溢乳或呕吐,大便次数增多(3~10次/天)及性状改变;无脱水机全身酸中毒症状,多在数日内痊愈,常有饮食因素及肠道外感染引起。在佝偻病或营养不良患儿,腹泻虽轻,但常迁延,可继发其他疾病。患儿可表现为无力、苍白、食欲低下。大便镜检可见少量白细胞。

重型:常急性起病,也可由轻型逐渐加重、转变而来,除有较重的胃肠道症状外,还有较明显的脱水、电解质紊乱和全身中毒症状(发热、烦躁、精神萎靡、嗜睡甚至昏迷、休克)。多由肠道内感染引起。

①胃肠道症状:常有呕吐,严重者可呕吐咖啡色液体,食欲低下,腹泻频繁,大便每日十至数十次,多为黄色水样或蛋花样便,含有少量黏液,少数患儿也可有少量血便。

②脱水:由于吐泻丢失液体和摄入量不足,使液体总量尤其是细胞外液量减少,导致不同程度脱水,由于腹泻患儿丧失的水分和电解质的比例不同,可造成等渗、低渗或高渗性脱水,以前两者多见。

③代谢性酸中毒:一般与脱水程度平行。轻者无明显表现,重者可有面色灰白、口唇樱红、呼吸深快、精神萎靡、烦躁不安、甚至昏迷。根据血 CO_2CP 分为轻度(18~13 mmol/L)、中度(13~9 mmol/L)、重度(<9 mmol/L)。

④低钾血症:多见于急性腹泻脱水部分纠正后,或慢性腹泻和营养不良伴腹泻者。临床表现为精神萎靡,肌张力降低、腱反射减弱、腹胀、肠鸣音减弱,心率加快、心音低钝;血清钾<3.5 mmol/L;心电图示T波增宽、低平、倒置,出现U波及心律失常。

⑤低钙血症和低镁血症:活动性佝偻病患儿脱水酸中毒纠正后出现惊厥,应考虑低钙的可能,当用钙剂无效时,应考虑低镁的可能。血镁正常值为0.74~0.99 mmol/L(1.8~2.4 mg/dl),<0.58 mmol/L(1.4 mg/dl)可出现惊厥或手足搐搦。

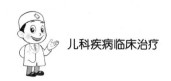

2.1.3.2　几种常见类型肠炎的临床特点

轮状病毒性肠炎:多见于 6 月～2 岁婴幼儿,秋冬季发病,常常病初发生呕吐,后出现腹泻,大便呈水样或蛋花汤样,易出现水、电解质紊乱的症状,常伴发热和上感症状,为自限性疾病,病程 3～8 天,大便镜检偶有少量白细胞,大便轮状病毒检测(ELISA 法)可快速诊断。

致病性大肠杆菌肠炎:多见于 2 岁以下婴幼儿,多发生在气温较高季节,以 5～8 月份最多。起病较缓,大便呈黄色蛋花汤样便,有腥臭味和较多黏液,常有呕吐,多无发热和全身症状,大便镜检有少量白细胞,细菌培养可明确诊断。

侵袭性大肠杆菌肠炎:主要感染学龄儿童,起病急,腹泻频繁,大便黏冻状含脓血,常伴呕吐、腹痛及里急后重,可有高热,全身中毒症状重,甚至休克。临床表现与菌痢难以鉴别,需做大便培养。

产毒性大肠杆菌肠炎:一年四季均有发病,以 9～11 月为高发季节。在新生儿室可造成暴发性流行,也是旅游者腹泻的主要病原。本病经粪－口途径传播,潜伏期 12～24 小时。起病急骤;大便每日 10～20 次,水样便,腹泻时伴腹痛或绞痛、恶心、呕吐、精神萎靡和发热,严重者伴水、电解质和酸碱平衡紊乱。病程持续数日,有自限性。

出血性大肠杆菌肠炎:好发于夏秋季,各年龄均可发生,潜伏期 2～7 天。起病急,病情重。有发热、恶心、呕吐、腹痛,大便次数多,开始为水样便,后为血水便,有特殊臭味,大便镜检有大量红细胞,常无白细胞。

鼠伤寒沙门菌肠炎:大多数为 2 岁以下小儿,全年发病,以夏季多见,应注意流行病学史;主要症状为腹泻,大便性状多样,不消化便、水样便、黏液样便甚至脓血便;病情轻重不一,重者可发生休克、DIC;部分患儿呈败血症表现,热程较长。半数患儿病后大便排菌约 2 周,甚至更长。

金黄色葡萄球菌肠炎:有长期应用广谱抗生素史,大便黄绿色水样,似海水色,黏液多,有腥臭味;伴有不同程度的全身中毒症状;大便镜检有大量脓细胞和成簇的 G + 球菌,便培养有金葡菌生长,凝固酶阳性。

真菌性肠炎:多见于营养不良儿或有长期应用广谱抗生素史,患儿常伴鹅口疮;主要症状为腹泻,大便黄稀,泡沫多,有发酵味,有时呈豆腐渣样;大便镜检有真菌孢子体和菌丝,沙氏培养基作真菌培养确诊。

伪膜性肠炎:由难辩梭状芽孢杆菌引起。除胃肠道外用的氨基糖甙类抗生素和万古霉素外,几乎各种抗生素均可诱发本病。可在用药 1 周内或早到数小时迟至停药后 4～6 周发病。亦见于外科手术后、肠梗阻、肠套叠、巨结肠等体弱患者。本菌大量繁殖,产生毒素 A(肠毒素)和毒素 B(细胞毒素)2 种毒素致病。主要症状为发热、腹泻,轻症大便每日数次,停用抗生素后很快痊愈;重症频泻,黄绿色水样便,可有伪膜排出,少数大便带血,可出现脱水、电解质紊乱和酸中毒、中毒性巨结肠,肠穿孔。外周血象增高。伴有腹痛、腹胀和全身中毒症状,甚至发生休克。对可疑病例可行纤维、电子结肠镜检查。大便厌氧菌培养、组织培养法检测细胞毒素可帮助确诊。

2.1.4　诊断

根据发病季节、病史、临床表现和大便性状易于做出临床诊断。必须判定有无脱水(性质和程度)、电解质紊乱和酸碱失衡;注意寻找病因,肠道内感染的病原学诊断比较困难,从临床诊断和治疗需要考虑,可先根据大便常规有无白细胞将腹泻分为两组。

2.1.4.1　大便无或偶见少量白细胞者

为侵袭性以外的病因(如病毒、非侵袭性细菌、寄生虫等肠道内外感染或喂养不当)引起的腹泻,多为水泻,有时伴脱水症状,应与下列疾病鉴别:

生理性腹泻:多见于 6 个月以内婴儿,多为母乳喂养,外观虚胖,常有湿疹,生后不久出现腹泻,除大便次数增多外,无其他症状,食欲好,不影响发育。

导致小肠消化吸收功能障碍的各种疾病:如乳糖酶缺乏,葡萄糖—半乳糖吸收不良,失氯性腹泻,原发性胆酸吸收不良,过敏性腹泻等。

2.1.4.2　大便有较多的白细胞者

表明结肠和回肠末端有侵袭性炎症病变,常由各种侵袭性细菌感染所致(细菌性痢疾、伤寒沙门菌肠炎、侵袭性大肠杆菌肠炎等)。仅凭临床表现难以区别,必要时进行大便细菌培养,细菌血清型和毒性检测。还需与坏死性小肠结肠炎鉴别。该病中毒症状较重,腹痛、腹胀、频繁呕吐、高热、逐渐出现血便,常伴休克,腹部立、卧位 X 线摄片呈小肠局限性充气扩张,肠间隙增宽,肠壁积气等。若抗生素治疗无效,腹泻时间较长者,尚需与 Crohn 病、溃疡性结肠炎、肠息肉合并感染鉴别。

2.1.5　治疗

治疗原则:继续进食,合理调配,维持营养;迅速纠正水、电解质平衡紊乱;控制肠道内外感染;对症治疗加强护理、防治并发症;避免滥用抗生素。

2.1.5.1　饮食治疗

继续母乳喂养,鼓励进食。

人工喂养儿年龄 <6 个月者,可继续喂养日常食用的奶或奶制品;>6 个月者给予

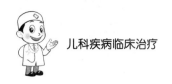

平日习惯的日常饮食(如粥、面条、烂饭等,可给一些新鲜水果汁或水果以补充钾),避免不易消化食物。

腹泻严重或呕吐严重者,可暂禁食4~6小时,但不应禁水。禁食时间≤6小时,应尽早恢复饮食。

2.1.5.2 液体治疗

(1)预防脱水

从患儿腹泻开始,就给口服足够的液体以预防脱水。母乳喂养儿应继续母乳喂养,并且增加喂养的频次及延长单次喂养的时间;混合喂养的婴儿,应在母乳喂养基础上给予ORS或其他清洁饮用水;人工喂养儿选择ORS或食物基础的补液如汤汁、米汤水和酸乳饮品或清洁饮用水。建议在每次稀便后补充一定量的液体(<6个月者,50 ml;6个月~2岁者,100 ml;2~10岁者,150 ml;10岁以上的患儿能喝多少给多少)直到腹泻停止。

(2)轻中度脱水者

可给予口服补液盐(ORS),用量(ml) = 体重(kg) × (50~75)。4小时内服完;密切观察患儿病情,并辅导母亲给患儿服用ORS液。

以下情况提示口服补液可能失败:

①持续、频繁、大量腹泻[>10~20 ml/(kg·h)]。

②ORS液服用量不足。

③频繁、严重呕吐。

如果临近4小时,患儿仍有脱水表现,要调整补液方案。4小时后重新评估患儿的脱水状况,然后选择适当的方案。

(3)中重度脱水者

需要住院给予静脉补液。头24小时补液总量包括累积损失量、继续损失量、生理维持量三部分。

补充累积损失量:

①液体量:根据脱水的程度,轻度30~50 ml/kg;中度50~100 ml/kg;重度100~120 ml/kg。

②液体种类:根据脱水的性质,等渗性补1/3~1/2张,低渗性补2/3张,高渗性补1/3~1/5张。

③具体方案:轻度脱水和中度脱水不伴循环障碍者如吐泻严重则必须静脉补液,输液速度应于8~12小时内补入。中度脱水伴循环障碍和重度脱水者应分两步骤:扩

容阶段给予 2:1 等张液,按 20 ml/kg,于 30~60 分钟内快速滴入,适用于任何脱水性质的患儿。

补充累积损失量,扩容后根据脱水的性质选用不同的液体,并扣除扩容量后静脉滴注,7~11 小时内补入。

补充继续损失量:根据腹泻或呕吐中丢失水分的量补充,原则是丢多少补多少,一般是每日 10~40 ml/kg。给 1/2~1/3 张液体,在 12~16 小时内补入。

补充生理维持量:液体为每日 60~80 ml/kg。尽量口服,如不够,则给予 1/5 张生理维持液静脉输入。在 12~16 小时内补入。

(4)纠正酸中毒

轻、中度酸中毒无须另行纠正。重度酸中毒或酸中毒程度重于脱水程度可按血气 BE 值或 CO_2CP 纠正,计算公式:所需 5% 碳酸氢钠的 mmol 数 = (BE - 3)×0.3×体重(kg)或(22 - CO_2CP)×0.5×体重(kg)。5% 碳酸钠 1 ml = 0.6 mmol。稀释 3.5 倍成等张液后静点;如无条件查血气或 CO_2CP,可按 5% 碳酸氢钠 5 ml/kg 提高 CO_2CP5 mmol 给予。

(5)补钾

每日需要量 3~5 mmol/kg。应见尿补钾,静脉滴注浓度 <0.3%,24 小时均匀输入,营养不良儿、长期腹泻儿及重度脱水儿尤其应注意补钾。

(6)低钙和低镁的纠正

一般无须常规补充,但合并营养不良及佝偻病时应给予注意,补液中如出现抽搐可给予 10% 葡萄糖酸钙每次 5~10 ml 加等量葡萄糖静脉缓注,每日 2~3 次,如无效应考虑低镁的可能,可给 25% 硫酸镁每次 0.1 ml/kg,深部肌肉注射,每日 3~4 次。症状缓解后停用。

(7)第二天的补液

主要补充继续损失量,生理维持量,补钾和供给热量,尽量口服,不足者可静脉补液。

2.1.5.3 控制感染

病毒性肠炎不需用抗生素。细菌性肠炎根据病原,选择抗生素,或根据药敏试验结果调整。大肠杆菌选阿莫西林、庆大霉素口服片、多粘菌素 E,重症用三代头孢菌素。鼠伤寒沙门氏菌口服阿莫西林,重症用三代头孢菌素。空肠弯曲菌用大环内酯类。金黄色葡萄球菌肠炎用新青Ⅱ、万古霉素。真菌性肠炎停用抗生素,口服制霉菌素。

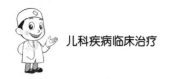

2.1.5.4 对症治疗

止泻:蒙脱石散剂,小于 1 岁每次 1 g,1 ~ 2 岁 2 g, >2 岁 3 g,冲水 20 ~ 50 ml 口服,每日三次。

改善肠道微生态环境:可以应用乳酸杆菌、粪链球菌、蜡样芽孢杆菌等微生态制剂。

其他:助消化,可用胃酶合剂、多酶片等。止吐,多潘立酮,每日三次。减轻腹胀,应明确原因后对症处理,可用肛管排气方法;中毒性肠麻痹所致腹胀可用酚妥拉明,静注,间隔 4 ~ 6 小时可重复使用。

2.1.5.5 补锌

急性腹泻病患儿能进食后即予以补锌治疗,大于 6 个月的患儿,每天补充含元素锌 20 mg,小于 6 个月的患儿,每天补充元素锌 10 mg,共 10 ~ 14 天。元素锌 20 mg 相当于硫酸锌 100 mg,葡萄糖酸锌 140 mg。

2.1.5.6 迁延性和慢性腹泻的治疗

因迁延性和慢性腹泻常伴有营养不良和其他并发症,病情较为复杂,必须采取综合治疗措施:

病因治疗:避免滥用抗生素,避免肠道菌群失调。

预防和治疗脱水:纠正电解质及酸碱平衡紊乱。

积极营养补给

①继续母乳喂养。

②人工喂养儿应调整饮食:小于 6 个月婴儿用牛奶加等量米汤或水稀释,或用发酵奶(即酸奶),也可用奶 ~ 谷类混合物,每天喂 6 次,以保证足够热卡。大于 6 个月的婴儿可用已习惯的平常饮食,如选用加有少量熟植物油、蔬菜、鱼肉末或肉末的稠粥、面条等,由少到多,由稀到稠。

③碳水化合物不耐受(也称糖原性腹泻):采用去双糖饮食,可采用豆浆(每 100 ml 鲜豆浆加 5 ~ 10 g 葡萄糖),酸奶,或者低乳糖或不含乳糖的奶粉。

④过敏性腹泻:有些患儿在应用无双糖饮食后腹泻仍不改善时,需考虑蛋白质过敏(如牛奶或大豆蛋白过敏)的可能性,应改用其他饮食。

⑤要素饮食:是肠黏膜受损的患儿最理想的饮食,由氨基酸、葡萄糖、中链甘油三酯、多种维生素和微量元素组成。即使在严重肠黏膜受损和消化酶缺乏情况下仍能吸收与耐受,应用浓度和量根据患儿临床状态而定。

⑥静脉营养:少数严重患儿不能耐受口服者,可采用静脉营养。推荐方案:脂肪乳

每日 2 ~ 3 g/kg,复方氨基酸每日 2 ~ 2.5 g/kg,葡萄糖每日 12 ~ 15 g/kg,电解质及微量元素适量,液体每日 120 ~ 150 ml/kg,热卡每日 209 ~ 376 J/kg(50 ~ 90 cal/kg)。通过外周静脉输入(最好用输液泵控制输液速度),好转后改为口服。

2.1.6　预防与护理

2.1.6.1　预后

取决于病因营养状况,及治疗的迟早。耐药性、致病性大肠杆菌或真菌所致腹泻,预后较差;病毒性肠炎预后良好,营养不良和佝偻病患儿发生腹泻,由于机体调节功能差,预后较差;病情重、治疗较晚、发生严重并发症,如急性肾功能衰竭或严重继发感染者,预后不良。

2.1.6.2　预防

合理喂养,注意卫生管理,培养良好的卫生习惯,流行季节应注意消毒隔离,注意气候变化,防止滥用抗生素。

2.1.6.3　护理

感染性腹泻应注意隔离,防止交叉感染;注意观察入量及出量(大便、小便及呕吐)情况,并及时准确地记录;注意掌握静脉补液的速度;注意臀部护理,防治尿布疹和臀部感染;按时喂水及口服补液盐并给予家长指导。

2.2　感染性腹泻

感染性腹泻广义系指各种病原体肠道感染引起之腹泻。本标准则仅指除霍乱、痢疾、伤寒、副伤寒以外的感染性腹泻。为《中华人民共和国传染病防治法》中规定的丙类传染病。主要包括细菌、病毒、原虫等病原体引起之肠道感染,较常见的如沙门菌肠炎、肠致泻性大肠杆菌肠炎、致泻性弧菌肠炎、空肠弯曲菌肠炎、小肠结肠炎耶尔森菌肠炎、轮状病毒肠炎、蓝氏贾第鞭毛虫肠炎等。其临床表现均可有腹痛、腹泻,并可有发热、恶心、呕吐等症状;处理原则亦相似,但不同病原体引起之腹泻,在流行病学、发病机理、临床表现及治疗上又有不同特点。有的为炎症型腹泻,有的为分泌型腹泻,最后确诊须依赖病原学检查。

2.2.1　感染性腹泻概述

各种病原体肠道感染引起之腹泻,均称为感染性腹泻,这是广义上的感染性腹泻。

2.2.1.1　感染性腹泻概念

小肠每天吸收 7 ~ 8 L 水,大肠每天吸收 400 ~ 1 000 ml 水,当肠道受到细菌、真

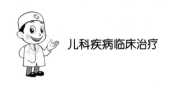

菌、病毒、寄生虫等感染的时候,肠道的上皮细胞的通透性发生改变,使肠道不能正常的吸收水分以及电解质,所以发生腹泻。

细菌性腹泻是指各种细菌引起的腹泻。能引起腹泻的细菌有致泻性大肠杆菌、沙门氏菌、霍乱弧菌、志贺氏菌、弯曲杆菌等。

由病毒感染引起的腹泻叫病毒性腹泻。能引起腹泻的病毒主要有轮状病毒、杯状病毒、腺病毒等。

真菌性腹泻是指由真菌感染肠道引起的腹泻。能引起腹泻的主要病原菌为白色念珠菌、放线菌、新型隐球菌和毛霉菌。

会引起腹泻的寄生虫有肠贾第鞭毛虫、小隐孢子虫、溶组织阿米巴和环孢子虫等,他们是儿童急性腹泻常见的病因。

2.2.1.2　临床表现

腹泻,大便每日≥3次,粪便的性状异常,可为稀便、水样便,感染性腹泻亦可为黏液便、脓血便,可伴有恶心、呕吐、食欲不振、发热及全身不适等,病情严重者,大量丢失水分引起脱水、电解质紊乱甚至休克。

（1）分泌性腹泻

分泌性腹泻指病原体或其产物作用于肠上皮细胞,引起肠液分泌增多和/或吸收障碍而导致的腹泻,病人多伴有发热,粪便性状为稀便或水样便,粪便的显微镜检查多无细胞,或可见少许红、白细胞。属于此类腹泻的除霍乱外,还有肠产毒性大肠杆菌肠炎、致泻性弧菌肠炎、非 O1/非 O139 霍乱弧菌肠炎、轮状病毒肠炎、隐孢子虫肠炎,以及常以食物中毒形式出现的腊样芽孢杆菌腹泻,金黄色葡萄球菌腹泻等

（2）炎症性腹泻

病原体侵袭上皮细胞,引起炎症而致的腹泻,常伴有发热,粪便多为黏液便或黏液血便,粪便的显微镜检查见有较多的红、白细胞,属于此类感染性腹泻的除细菌性痢疾外,还有侵袭性大肠杆菌肠炎、肠出血性大肠杆菌肠炎、弯曲菌肠炎、小肠结肠炎耶尔森氏菌肠炎等。

2.2.1.3　病因

感染性腹泻的原因有很多,也有感染性和非感染性的腹泻,如果是感染性慢性感染,有细菌感染,有比较特殊的像结核杆菌的感染,也可能造成慢性腹泻,当然其他的慢性感染也可以。

还有一些是非感染一类的,对于慢性腹泻来讲,跟急性腹泻比较起来非感染的更多见,非感染一大类叫慢性炎症性肠病,包括溃疡性结肠炎和克罗恩病,另外还有经常

服某种药物引起的慢性腹泻,另外还有老年人的缺血性腹泻,一般是急性的,也有慢性缺血性质的,少见一些。

还有肿瘤,有些肿瘤也可以引起。再有一个是吸收不良,还有一类是肠易激综合征,有些达不到这个标准,但是也属于功能性的。还有全身疾病也可以引起慢性腹泻,尿毒症等,慢性腹泻很复杂,病因很多,一旦有慢性腹泻的症状最好不要掉以轻心,去医院查明原因。

感染性腹泻不明原因只是暂时查不出原因,但一定是有原因的,这需要通过系统的诊断。常规检查查不出来的,有些特殊检查能查出来。在诊断的时候,我们一步一步地从最常规的检查查起,不会一下子全面地所有检查一块儿上,根据病人的临床表现,他最可能的是什么,先做那个检查,除外以后再考虑其他的。明确是什么原因引起的疾病,才能根据病因做针对性的治疗。

2.2.1.4 分类

感染性腹泻的种类是比较多的。第一种属于侵袭性病源引起的腹泻,这一种像细菌性痢疾,阿米巴痢疾。第二类就是肠毒素性的腹泻,也就是说主要致病是通过肠的毒素,这一类病人当中,最重要的是霍乱。第三类是病毒性感染,病毒性在儿童比较多见。

夏秋季节引起腹泻的病毒主要是肠道病毒,肠病毒、柯萨克病毒、脊灰病毒,还有到秋天时的轮状病毒比较多见,在儿童时期,特别是轮状病毒,全国都比较多发;第四种主要是抗生素相关性的腹泻,也就是说夏季发生腹泻,或者是其他疾病以后,用的抗生素过多了,过多、过滥引起均衡失调,均衡失调以后,影响肠道的吸收功能,造成腹泻感染性腹泻。是夏秋季节主要的传染病。

2.2.2 感染的病原体

感染性腹泻可由病毒、细菌、真菌、原虫等多种病原体引起,其流行面广,发病率高,是危害人民身体健康的重要疾病

2.2.2.1 细菌

目前已知引起腹泻的细菌有数十种之多。

(1)志贺菌

(2)肠致泻性大肠杆菌

①肠致病性大肠杆菌:引起婴幼儿水样或蛋花汤样便。

②肠产毒性大肠杆菌:引起病人霍乱样水样便。

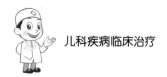

③肠侵袭性大肠杆菌:病人发生细菌性痢疾样便。

④肠出血性大肠杆菌:病人早期为水样便,后为血便。

⑤大肠杆菌(显微镜观察)。

⑥肠集聚性黏附大肠杆菌:与小儿顽固性腹泻有关。

(3)空肠弯曲菌

由空肠、结肠弯曲菌引起的肠炎分布较广,可引起人以及一些家畜或家禽的腹泻,主要症状有发热、腹泻和腹痛,少数有呕吐,与细菌性痢疾相似,但病情较轻;小肠结肠炎耶尔森菌病是主要引起急性肠炎或急性胃肠炎。

(4)沙门菌

①某些菌型可致人的急性腹泻和食物中毒暴发。

②全球已发现2 000多个菌型。

③我国至少已检出255个型或变异型。

④其中已知能引起人类致病的有57个型,主要在A~F群内,所以在沙门氏菌血清学鉴定时,可先用A~F多价O血清检查。

⑤鼠伤寒沙门菌感染遍及全国各地,该菌在医院儿科、产科婴儿室的交叉感染屡有报告。

(5)弧菌

①在弧菌属中,把与O1群霍乱弧菌具有共同鞭毛抗原,生化性状类似,仅菌体抗原不同的弧菌统称为霍乱弧菌。

②根据菌体抗原不同,目前已编排到200个以上血清群,除O1/O139群为霍乱的病原体外,其余统称为非O1/非O139霍乱弧菌,有些能引起散发性腹泻或食物型暴发。

③除霍乱弧菌外,发现有多种致病性弧菌,其中拟态弧菌、河弧菌、弗尼斯弧菌、副溶血弧菌、霍利斯弧菌和少女鱼弧菌等可引起肠道感染。

2.2.2.2 病毒

在感染性腹泻中占有重要的比例。

病原体包括轮状病毒、腺病毒、星状病毒、杯状病毒等。

目前在国内病毒性腹泻中检出的主要病原体是轮状病毒。

2.2.2.3 其他病原体

贾第虫病是由蓝氏贾第鞭毛虫所致,以儿童多见,多在夏秋季发病。该虫寄生于肠道,可引起腹泻、腹痛、吸收不良和黏液性大便。

隐孢子虫能引起隐孢子虫病,该病是人兽共患疾病,呈世界性分布。

2.2.3 感染性腹泻的检查诊断

2.2.3.1 实验室检查

粪便常规检查:粪便可为稀便、水样便、黏液便、血便或脓血便。镜检可有多量红、白细胞,也可仅有少量或无细胞。

病原学检查:粪便中可检出霍乱、痢疾、伤寒、副伤寒、肠致泻性大肠杆菌、沙门菌、轮状病毒或蓝氏贾第鞭毛虫等,或检出特异性抗原、核酸或从血清检出特异性抗体。

2.2.3.2 病原学检查

标本的收集:标本以病人粪便为主,水样便采取 1~3 mL,成形便采取指甲大小的粪量,亦可用直肠棉拭或采便管由肛门插入直肠内 3~5cm 处采取标本的送检:采得的标本应立即接种于培养基。不能立即检查的,要放入碱性蛋白胨水或文腊二氏保存液或插入 Cary–Blair 二氏半固体保存培养基中标本与保存液比例约为 1:5。

2.2.4 感染性腹泻的治疗与预防

2.2.4.1 治疗原则

一般及对症治疗:继续饮食,积极补液,对症支持,尤其注意改善中毒症状及纠正水电解质的平衡失调。

病原治疗:针对引起腹泻的病原体,必要时给予相应的病原治疗。

2.2.4.2 预防措施

健康教育:加强以预防肠道传染病为重点的卫生宣传教育,搞好环境卫生,提倡喝开水,不吃生的半生的食品。

改变有些农村人畜共舍的生活习惯。

免疫接种:本组传染病病原体种类多,尚没有理想的免疫制品。

加强饮用水卫生:要加快城乡自来水建设及自来水卫生监督管理,在一时达不到要求的地区,必需保护水源,改善饮用水卫生,实行饮用水消毒。

抓好饮食卫生:加强宣传和严格执行《中华人民共和国食品卫生法》特别要加强对饮食行业、农贸集市、集体食堂等的食品卫生管理。

2.2.5 其他

2.2.5.1 小儿非感染性腹泻

小儿非感染性腹泻主要是由于喂养不当,饮食失调所致。如母乳不足或人工喂养

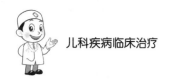

儿,过早过多地以粥类与粉糊喂养小儿,碳水化合物过多能引起发酵产生消化紊乱。未按时添加辅助食品于断奶前突然增加食物改变食物成分,因不能适应而产生消化紊乱发生腹泻。也有由于不定时喂养,或由于食量过多过冷影响胃肠道消化功能,均可以引起腹泻。如进食过多、过少、过热、过凉,突然改变食物品种等引起,也可由于食物过敏、气候变化、肠道内双糖酶缺乏引起。

小儿感染性腹泻主要是由病毒(以轮状病毒为最多)、细菌、真菌、寄生虫感染肠道后引起。

2.2.5.2 春天易得感染性腹泻

春天感染性腹泻病是极为常见的肠道传染病,是由细菌、病毒、寄生虫等引起的。临床上主要表现为恶心、呕吐、腹痛、腹泻等消化道症状,主要通过水、食物传播,不良饮食习惯和个人卫生亦可导致感染发病。

因为吃错东西出现的拉肚子,可以吃小檗碱、诺氟沙星、泻立停等药物。

因为着凉出现的拉肚子,很可能是因为肠道中的菌群失调引起的,菌群失调主要是由于过多服用抗生素等原因造成的。可以到医院的腹泻门诊检查一下,服用增加有益菌(双歧杆菌)的药物,平时多喝些酸奶制品也有帮助的。

如果经常出现肠激惹,可以考虑服用"固本意肠"。

2.2.5.3 腹泻注意事项

腹泻初期,最好吃一些流食,如浓米汤、稀藕粉、杏仁霜、去油肉汤、淡茶、过滤后的果汁等;情况好转后再吃一些半流食,如挂面、面片、白米粥、蒸蛋羹等。但是,不要喝牛奶。因为牛奶虽不含食物纤维,但能在肠道中增加残渣,让病情加重。另外,还要注意少食多餐;食物温度也不宜过冷,否则会引起肠蠕动。

如果是慢性腹泻,持续的时间较长,会造成身体中一定的营养损失。因此,最好选择既能补充营养,对肠道刺激又小的食物。常见的有谷类:粥、稀饭、发面蒸食、面包、软面条、面片等;蛋类:除煎蛋外,其他做法均可;肉类:嫩瘦肉、鸡、鱼、虾,最好做得软、烂一些;豆类:豆浆、豆腐;蔬菜类:含纤维低的蔬菜,如去皮胡萝卜、土豆、南瓜、冬瓜、茄子、丝瓜等,但记住,一定要做熟了再吃;甜点心:饼干、藕粉、蛋糕等。

腹泻的时候,有些食物最好别吃。比如,各种粗粮、老玉米、坚果;生的蔬菜水果。有人认为,越是拉肚子越要吃一些容易消化的蔬菜,这种想法是错误的,一些多纤维的蔬菜,如芹菜、韭菜、豆芽、笋类等,吃了反而会加重病情。葱头、生萝卜等容易胀气,也要少吃。水果中则不要吃菠萝、草莓。

此外,拉肚子时最好别吃油炸食品,在烹调上,应多采用蒸、煮、焖等方法。

2.2.5.4　感染性腹泻与后遗症

近年来,医学研究发现,感染性腹泻的重症表现不仅种类繁多,而且还可导致一些较严重的后遗症。经常发生的有以下几种:

尿毒综合征:由出血性大肠杆菌 O157 引起的最多,还有 O26、O111 等菌型也可发生,患者以儿童和老年人多见。此征多见于血水样便或黏液血便患者,并发生在病程的中后期,或突然出现少尿或无尿时。病人呕吐物可有血性液体,或出现黑便,尿中有蛋白或发生血尿,皮肤可见出血性瘀斑,尤其在曾做注射和体位受压部位。B 超检查可见肾脏肿大,回声增强。因此,在抗菌治疗中应避免使用肾毒性抗生素。

格林 - 巴利综合征:这是一种急性四肢软瘫、肌肉麻痹类疾病,国内外研究认为此病的发生大多与空肠弯曲菌感染有关,是由于激发周围神经脱髓鞘而引起。空肠弯曲菌在腹泻病中的感染率仅次于痢疾杆菌,家禽、家畜普遍带菌。此病多由染菌的猪肉、牛肉、鸡肉和牛奶等禽畜食品传播,被污染的水和蔬菜也可使人感染。大部分患者在腹泻症状好转后出现四肢软瘫,并逐渐加重,以致不能行走。严重者可出现饮水呛咳、咽喉麻痹及呼吸肌麻痹等。此病病死率约为 5%,约 15% 的病例致残。

肠道外的其他重症:表现由于感染性腹泻病原体种类多、分型复杂,在发生腹泻时还可引起多种肠道外重症表现,比如,咽峡炎、心肌炎、败血症、脑炎、脑膜脑炎、肝炎、关节炎、血小板减少性紫癜、肺炎、胸腔积液等。对此,医生和病人均应注意观察,及时防治。

2.3　急性腹泻、迁延性腹泻与慢性腹泻

2.3.1　急性腹泻

肠黏膜的分泌旺盛与吸收障碍、肠蠕动过快,致排便频率增加,粪质稀薄,含有异常成分者,称为腹泻。急性腹泻起病急骤,每天排便可达 10 次以上,粪便量多而稀薄,排便时常伴腹鸣、肠绞痛或里急后重。

肠黏膜的分泌旺盛与吸收障碍、肠蠕动过快,致排便频率增加,粪质稀薄,含有异常成分者,称为腹泻。急性腹泻起病急骤,每天排便可达 10 次以上,粪便量多而稀薄,排便时常伴腹鸣、肠绞痛或里急后重。感染是腹泻最常见的原因。

2.3.1.1　发病原因

(1)急性肠疾病

①急性肠感染:病毒性、细菌性、真菌性、阿米巴性、血吸虫性等。

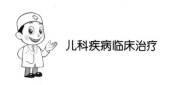

②细菌性食物中毒:由沙门菌、嗜盐菌、变形杆菌、金黄色葡萄球菌等引起。

（2）急性中毒

①植物性:如毒蕈、桐油。

②动物性:如河豚、鱼胆。

③化学毒物:如有机磷、砷等。

（3）急性全身感染

如败血症、伤寒或副伤寒、霍乱与副霍乱、流行性感冒、麻疹等。

（4）其他

①变态反应性疾病:如过敏性紫癜、变态反应性肠病。

②内分泌疾病:如甲状腺危象、慢性肾上腺皮质功能减退性危象。

③药物副作用:如利舍平、5－氟尿嘧啶、胍乙啶、新斯的明等。

2.3.1.2　腹泻伴随症状

伴重度失水,常见于霍乱或副霍乱、沙门氏菌食物中毒、慢性尿毒症等。

伴发热,可见于急性细菌性痢疾、伤寒或副伤寒、肠结核、结肠癌、小肠恶性淋巴瘤、局限性肠炎、急性血吸虫病、败血病、病毒性肠炎、甲状腺危象等。

伴里急后重,可见于急性痢疾、慢性痢疾急性发作、直肠癌等。

伴明显体重减轻,可见于消化系癌、吸收不良综合征等。

伴皮疹,可见于败血症、伤寒与副伤寒、麻疹、变态反应性肠病、过敏性紫癜、糙皮病等。

伴关节痛或关节肿痛,可见于慢性非特异溃疡性肠炎、局限性回肠炎、结缔组织病、肠结核、Whipple病等。

伴腹部包块,可见于肠恶性肿瘤,增殖性肠结核,血吸虫性肉芽肿等。

2.3.1.3　病变部位

患者的排便情况、粪便外观与腹痛性质,常能反映病变在肠道的什么部位。

病变在直肠或乙状结肠的患者,多有便意频繁和里急后重,每次排便量少,或只排出少量气体和黏液,粪色较深,多呈黏冻状,可混有脓血,腹痛位于下有腹或左下腹,便后可稍减轻。

小肠病变的腹泻每次排便量较多,腹泻次相对较少,无里急后重,粪便稀烂呈液状,色较淡,腹痛位于脐部,多为间歇性阵发性绞痛伴肠鸣音亢进。

小肠吸收不良者,粪便呈油腻状,多泡沫,含食物残渣,有恶臭。

慢性痢疾、血吸虫、溃疡性结肠炎、直肠癌等病引起的腹泻,每日排便次数不多,粪

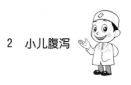

便常带脓血。

肠结核常有腹泻和便秘交替现象。

大便量大于每日 5 升,应考虑霍乱(米汤样大便)或内分泌性肿瘤引卡塔尼亚的腹泻。

2.3.1.4 疾病病理

临床上除腹泻外,一般都有发热、腹痛及白细胞增多等表现。这些临床表现是共同的,对肠道感染的部位及病原菌均无诊断价值。因此,需首先鉴别是小肠或结肠感染。小肠感染性腹泻的特点是脐周或右下腹为阵发性痛,且伴有腹胀或肠鸣,腹泻每天 5～10 次,粪便量多呈稀水便,混有泡沫及未消化食物残渣,严重感染者为稀水血便,排便前腹痛,便后腹痛可减轻或消失而有舒适感。结肠感染性腹泻的腹痛,常在下腹或左下腹部,一般不伴肠鸣,腹泻频繁,较小肠感染性腹泻次数显著增多,粪便量少,呈脓血便外观,有里急后重及下坠感。小肠感染性腹泻多见于葡萄球菌食物中毒或沙门菌属肠炎,而结肠感染性腹泻常由志贺菌或其他痢疾杆菌所引起。

这两种不同类型的腹泻有时难以鉴别,特别是在肠道炎症范围广泛时,在同一患者的不同病期,甚至就在同一天中,它们可以交替地出现。

2.3.1.5 临床表现

急性腹泻多由感染因素所引起,临床上除腹泻外,一般都有发热、腹痛及白细胞增多等表现。这些临床表现是共同的,对肠道感染的部位及病原菌均无诊断价值,因此,需首先鉴别是小肠或结肠感染。小肠感染性腹泻的特点是脐周或右下腹为阵发性痛,且伴有腹胀或肠鸣,腹泻每天 5～10 次,粪便量多呈稀水便,混有泡沫及未消化食物残渣,严重感染者为稀水血便,排便前腹痛,便后腹痛可减轻或消失而有舒适感。结肠感染性腹泻的腹痛,常在下腹或左下腹部,一般不伴肠鸣,腹泻频繁,较小肠感染性腹泻次数显著增多,粪便量少,呈脓血便外观,有里急后重及下坠感。小肠感染性腹泻多见于葡萄球菌食物中毒或沙门菌属肠炎,而结肠感染性腹泻常由志贺菌或其他痢疾杆菌所引起。

2.3.1.6 症状

主要表现为恶心、呕吐、腹痛、腹泻;发热等,严重者可致脱水、电解质紊乱、休克等。病人多表现为恶心、呕吐在先;继以腹泻,每日 3～5 次甚至数十日不等,大便多呈水样,深黄色或带绿色,恶臭,可伴有腹部绞痛、发热、全身酸痛等症状。

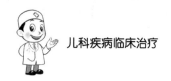

2.3.1.7　疾病诊断

（1）病史

在急性腹泻中,特别是在感染性腹泻中,详细准确的病史对明确诊断的帮助很大。如在肠道感染性腹泻中,若患者有食用不洁食物的病史,且同食者有多数人发病,即可初步判断为食物中毒。

（2）年龄和性别

细菌性痢疾发生于各种年龄,但以儿童及青壮年多见,阿米巴痢疾以成年男性多见,轮状病毒性胃肠炎和致病性大肠杆菌肠炎则多见于婴幼儿,双糖酶缺乏症、肠结核、肠道寄生虫病、克罗恩病和溃疡性结肠炎多见于青壮年,结肠癌和胰头癌则主要见于中老年。血管硬化所致大肠缺血性腹泻主要见于老年,肠易激综合征则以中年女性为主。

（3）起病和病程

急性腹泻以感染性占大多数,需询问流行病史。急性菌痢常有和痢疾患者接触史或不洁饮食史。霍乱在沿海地区相对多见,在短期内呈水型或食物型暴发流行,可沿交通线传播,内陆患者常有到沿海旅游及食用海鲜等病史。急性细菌性食物中毒常于进食后 2～24 小时内发病,常有同餐者先后发病。旅游者腹泻常在热带发展中国家旅游时发生,可在抵达旅游地后 2～3 周内发生腹泻。中毒者有毒物摄入史。艾滋病常以腹泻、消瘦起病,应详细询问性病和药瘾史。食谱的改变如进食牛奶后腹泻者,应考虑乳糖酶缺乏,服用药物者也可引起腹泻。手术后、老年或有休克患者,尤以在接受广谱抗生素治疗后,应考虑抗生素相关性腹泻或假膜性肠炎可能。

急性起病、病程较短,腹泻呈持续性而非间歇性,夜间腹泻,伴体重下降、贫血,血沉增快者,多为器质性腹泻。相反,以肠功能性腹泻可能性较大,如肠易激综合征。禁食以后仍有腹泻,常提示腹泻的机制是肠道分泌过多或炎性渗出;禁食后腹泻停止,则提示为食物中某些成分引起的渗透性腹泻,如乳糖酶缺乏症。腹泻时发时止者,可能为阿米巴痢疾或溃疡性结肠炎。

（4）粪便性状

小肠源性腹泻大便量多,次数较少,大肠源性腹泻则次数频繁,大便量少,常伴黏液或血液。急性菌痢先为稀便后呈脓血便,伴里急后重;空肠弯曲菌、小肠结肠耶尔森菌、侵袭性大肠杆菌等所引起的肠炎,亦可有同样表现。此外,还应除外急性阿米巴痢疾、血吸虫病和胃肠型恶性疟疾。典型阿米巴痢疾大便为深红色果酱样。粪便稀薄如水,伴明显恶臭、呕吐者,多见于食物中毒性感染,食后 2～5 小时发生者,多为金黄色葡萄球菌、蜡样芽孢杆菌食物中毒;食后 6 ~ 24 小时发病,则以沙门菌、变形杆菌、A 型产气荚膜梭状芽孢杆菌引起者可能性大。腹泻呕吐物呈米泔水样,失水严重,应考虑霍乱。急性出血坏死性肠炎的大便带有恶臭,呈紫红色血便。尿毒症时亦可有血便发生。

腹泻以便血为主者应考虑小肠淋巴瘤、肠结核、结肠癌、恶性组织细胞病和缺血性肠病。脂肪性腹泻者,因其脂肪酸及羟基脂肪酸对肠黏膜刺激,水电解质分泌增加表现为水泻,大便油腻,量多,气味难耐,不易从便池冲洗,如胰腺病变、乳糜泻等。糖吸收不良者常有肠鸣、腹胀、大便有泡沫及酸臭味,除见于脂肪泻外,大便恶臭者,尚提示未吸收的氨基酸由细菌腐败分解,见于小肠淋巴管扩张所致的蛋白丢失性胃肠疾病。

大便量多而水样,提示分泌性腹泻,如结合胆酸缺乏、VIP 瘤、促胃液素瘤或肠瘘、小肠切除等引起。粪便中仅见黏液无脓血者,常为肠易激综合征。有大量黏液者,提示结肠绒毛状腺瘤。

2.3.1.8 检查

大便常规检查及粪便培养。

血白细胞计数可正常或异常。

2.3.1.9 小儿急性腹泻的治疗误区

(1)滥用抗生素

腹泻的病因很多,分为感染性和非感染性。感染性的腹泻也不一定完全是细菌引起的。小儿腹泻多数系病毒感染和消化不良所致(占 80% 以上),细菌感染而致腹泻只占少数,但不少儿科医生常不问青红皂白,一概用抗生素。这种做法不仅浪费药材,更严重的是使不少患儿毫无必要地遭受抗生素毒副作用的侵害,甚至出现耳聋、肾损害、严重过敏反应等。举例说明,小孩子常见的秋季腹泻,就是由轮状病毒引起,此时如果用抗生素,不但治不好腹泻,还会加重肠道菌群的紊乱,延长病程。对于一些因为天气忽然变化或喂养不当引起的非感染性腹泻,也根本不用抗生素,用些肠黏膜保护剂等,一般来说就可以了。只要患儿大便是水样便,一般都不需服用抗生素。

(2)不重视补液

由于频繁的腹泻,患儿容易脱水。家长只顾忙乱喂药,忘了给孩子补充液体,不知补液是最重要的治疗,没有足够的耐心。其实早期可喂口服补液盐水,应该耐心,少量多次地喂,每 2 ~ 3 分钟喂一次,每次用匙喂 10 ~ 20 毫升;这样积少成多,约 4 ~ 6 小时即能纠正脱水。如果孩子腹泻较重,脱水明显,就应带孩子去医院看儿科医生,用静脉输液的方法补液。

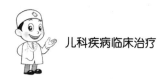

（3）腹泻应该禁食

以往患儿腹泻，为了让胃肠道得以休息，比较强调限制饮食，或干脆禁食。近年来，专家们认为禁食有害无益。特别是在腹泻大量丢失水分的情况下，会加重脱水和酸中毒；同时进食太少，孩子处于饥饿状态，会增加肠壁消化液的分泌，加重腹泻。所以，孩子腹泻时，不必禁食，应该多补充水分，特别是营养丰富的流质或半流质饮食，如米粥、面条等。只要孩子能吃，精神好，给予适当的饮食，孩子即使腹泻次数多一些，也会逐渐好起来的。

（4）腹泻就要马上止泻

许多家长治病心切，要求马上要给孩子止泻，否则就认为你水平差。其实腹泻就像发烧一样的道理，也是机体的一个防御的反应，身体里有了"脏东西"，它就要设法排出去，例如，得了痢疾的孩子，如果用厉害的止泻药，肠道内的"脓"排不完全，反而会加重病情。又例如，秋季腹泻，是自限性疾病，一般腹泻要一周左右，不可能马上好，住院主要是补液治疗，防止脱水引起并发症。有些家长不理解，意见很大，他们认为在医院没有治疗效果。另外，临床上偶尔也用复方地芬诺酯止泻。地芬诺酯是一种抗肠蠕动药物，具有较好的止泻作用。但是，地芬诺酯的"致命弱点"一直未引起人们的重视，这就是它有严重的神经毒性。用苯乙哌啶止泻，对于中枢神经尚未发育健全的小儿来说，可影响大脑功能发育。目前，世界卫生组织已发出呼吁，要求各国卫生管理部门采取措施，停止该药的临床应用。

（5）腹泻就要打吊针

世界卫生组织推荐的口服补液盐，简称 ORS 液（药店有买，很便宜），是治疗小儿急性腹泻脱水行之有效的一种首选疗法，对于轻度中度脱水都有很好的效果。只要喂养得当，孩子完全免去皮肉之苦。但是小婴儿要慎用，要稀释后用，最好在医生指导下使用。按照病情，一般腹泻症状只需口服补充水分，而输液只针对出现脱水症状的患儿，目的不是止泻，而是补充水分。

（6）腹泻是小毛病，自己吃完药就行

这种行为如治疗不当，将导致慢性腹泻、营养不良。

（7）大便次数多就是腹泻

6个月以下的婴儿，尤其是一些吃母乳的婴儿，虽然每日大便可达 6～7 次，甚至上十次，呈黄绿色，较稀，含白色颗粒或小奶瓣，甚至黏液，但无脓血，镜检下仅见脂肪球无红细胞、白细胞，婴儿精神和食欲良好，无发烧、呕吐等腹泻常有的伴随症状，体重增长正常。此时不必担心，也不必用药，更无须为改变大便性状而改喝牛奶。一般在添加辅食后生理性腹泻自然痊愈。

（8）活菌制剂与抗生素同用

双歧三联活菌、妈咪爱、金双歧等都是活菌制剂，进入肠道后，直接补充正常生理活菌，调整肠道菌群，对因抗生素或其他原因化学导致的菌群失调症有显著疗效。但不少小儿家长，甚至有些医生，常在应用这写药的同时使用抗生素，以为"双管齐下"效果更佳。其实，抗生素在杀灭肠道致病菌的同时，也杀灭了这些有用的活菌。二者同时用不仅不能加强疗效，反而会降低疗效，贻误患儿治疗，所以一定要隔开开时间吃。

（9）十六角蒙脱石冲水喝

临床中发现该药治疗一些腹泻效果比较好。本品的主要成分为双八面体蒙脱石。口服本品后，药物可均匀地覆盖在整个肠腔表面，并维持 6 小时之久。十六角蒙脱石可吸附多种病原体，将其固定在肠腔表面，而后随肠蠕动排出体外，从而避免肠细胞被病原体损伤。主要用于急、慢性腹泻，尤以对儿童急性腹泻疗效为佳。但是一定要按照说明配药，而且一定要空腹喝，效果好。一般来说是 50 毫升水冲一包。一些家长不看说明，冲大量水给孩子喂，甚至和奶一起用，都是没有效果的。

（10）小孩子可用诺氟沙星

动物实验证明该药对小孩的软骨发育有影响，所以临床上轻易不给 18 岁以下孩子用。丁氨卡那也废除用了，因为有耳毒性。临床上如果考虑侵袭性细菌感染，一般用第三代头孢菌素，具体请根据专科大夫的建议选用。

2.3.2 迁延性腹泻

迁延性腹泻指病程在 2 周～2 个月；慢性腹泻指病程 >2 个月，国外把两者合一起统称迁延性腹泻。

小儿腹泻，或称腹泻病，是一组由多病原、多因素引起的以大便次数增多和大便性状改变为特点的消化道综合征，是我国婴幼儿最常见的疾病之一。6 个月—2 岁婴幼儿发病率高，一岁以内约占半数，是造成小儿营养不良、生长发育障碍的主要原因之一。同病因引起的腹泻常具有相似的临床表现，但各有特点。临床上可分为：连续病程在 2 周以内的腹泻为急性腹泻，病程 2 周～2 月为迁延性腹泻，慢性腹泻的病程为 2 个月以上。

2.3.2.1 病理病因

病因复杂，感染、营养物质过敏、酶缺陷、免疫缺陷、药物因素、先天性畸形等均可

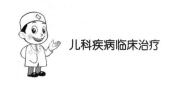

引起。以急性腹泻未彻底治疗或治疗不当、迁延不愈最为常见。人工喂养、营养不良小儿患病率高,其原因有以下几点:

重症营养不良时胃黏膜萎缩,胃液酸度降低,使胃杀菌屏障作用明显减弱,有利于胃液和十二指肠液中的细菌和酵母菌大量繁殖,十二指肠、空肠黏膜变薄,肠绒毛萎缩、变性,细胞脱落增加,双糖酶尤其是乳糖酶活性以及刷状缘肽酶活性降低小肠有效吸收面积减少,引起各种营养物质的消化吸收不良。

重症营养不良儿腹泻时小肠上段细菌显著增多,十二指肠内厌氧菌和酵母菌过度繁殖,由于大量细菌对胆酸的降解作用,使游离胆酸浓度增高,损害小肠细胞,同时阻碍脂肪微粒形成。

重症营养不良儿免疫功能缺陷,抗 G-杆菌有效的 IgM 抗体、起黏膜保护作用的分泌型 IeA 抗体、吞噬细胞功能和补体水平均降低,因而增加了对病原和食物蛋白抗原的易感性。故营养不良儿患腹泻时易迁延不愈,持续腹泻又加重了营养不良,两者互为因果,最终引起免疫功能低下,继发感染,形成恶性循环,导致多脏器功能异常。

2.3.2.2 检查诊断

对于迁延性、慢性腹泻的病因诊断,必须详细询问病史,全面体格检查,正确选用有效的辅助检查,如:

粪便常规、肠道菌群分析、大便酸度、还原糖和细菌培养。

十二指肠液检查,分析 pH 值、胰蛋白酶、糜蛋白酶、肠激酶及血清胰蛋白酶原以判断蛋白质的消化吸收能力,测定十二指肠液的脂酶、胆盐浓度以了解脂肪的消化吸收状况,还可进行细菌培养和寄生虫卵的检测。

小肠黏膜活检是了解慢性腹泻病理生理变化的最可靠方法。必要时还可做蛋白质、碳水化合物和脂肪的吸收功能试验、X 线、结肠镜等检查综合分析判断。

2.3.2.3 治疗措施

因迁延性、慢性腹泻常伴有营养不良和其他并发症,病情较为复杂,必须采取综合治疗措施。

积极寻找引起病程迁延的原因,针对病因进行治疗,切忌滥用抗生素,避免顽固的肠道菌群失调。

预防和治疗脱水,纠正电解质及酸碱平衡紊乱。

营养治疗:

此类病儿多有营养障碍,继续喂养对促进疾病恢复,如肠黏膜损伤的修复、胰腺功能的恢复、微绒毛上皮细胞双糖酶的产生等,是必要的治疗措施,禁食对机体有害。

①继续母乳喂养。

②人工喂养儿应调整饮食，<6 个月婴幼儿用牛奶加等量米汤或水稀释，或用发酵奶(即酸奶)，也可用奶—谷类混合物，每天喂 6 次，以保证足够热卡。大于 6 个月的婴儿可用已习惯的平常饮食，如选用加有少量熟植物油、蔬菜、鱼末或肉末的稠粥、面条等，由少到多，由稀到稠。

③双糖不耐受患儿由于有不同程度的原发性或继发性双糖酶缺乏，食用含双糖(包括蔗糖、乳糖、麦芽糖)的饮食可使腹泻加重，其中以乳糖不耐受最多见，治疗宜采用去双糖饮食，可采用豆浆(每 100 毫升鲜豆浆加 5 ~ 10 克葡萄糖)、酸奶或去乳糖配方奶粉。

④过敏性腹泻：这患儿在应用无双糖饮食后腹泻仍不改善时，需考虑对蛋白质过敏(如对牛奶或大豆蛋白过敏)的可能性，应改用其他饮食。

⑤要素饮食：是肠黏膜受损伤患儿最理想的食物，系由氨基酸、葡萄糖、中链甘油三酯、多种维生素和微量元素组合而成。即使在严重黏膜损害和胰消化酶、胆盐缺乏情况下仍能吸收与耐受，应用时的浓度和量视患儿临床状态而定。

⑥静脉营养：少数严重病儿不能耐受口服营养物质者，可采用静脉高营养。推荐方案为：脂肪乳剂每日 2 ~ 3 g/kg，复方氨基酸每日 2 ~ 2.5 g/kg，葡萄糖每日 12 ~ 15 g/kg，电解质及多种微量元素适量，液体每日 120 ~ 150 ml/kg，热卡每日 50 ~ 90 cal/kg。通过外周静脉输入，好转后改为口服。

药物治疗

①抗生素：仅用于分离出特异病原的感染患儿，并根据药物敏感试验选用。

②补充微量元素和维生素：如锌、铁、烟酸、维生素 A、B_{12}、B、C 和叶酸等，有助于肠黏膜的修复。

③应用微生态调节剂和肠黏膜保护剂。

中医辨证论治有良好疗效，并可配合中药、推拿、捏脊、针灸和磁疗等。

2.3.3 慢性腹泻

2.3.3.1 病因

最常见的腹泻原因之一是妈妈将喂食宝宝的牛奶泡得过浓，或是宝宝喝了过量的牛奶，如此形成的"慢性腹泻"，长久下来会让宝宝营养失调，身体发育迟缓。

腹泻的原因如果是由细菌、病毒感染而起也是婴幼儿常见的情形。其中又以一种长得像轮子状的"轮状病毒"感染为多数。感染病毒的宝宝大便次数多达十余次甚至

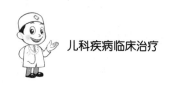

更多,且大便中多伴随着大量的水分,因此若腹泻情形严重,会导致宝宝脱水,甚至休克的现象。

2.3.3.2 预防

要预防宝宝腹泻,最简单的方法就是以母乳来喂哺小孩。因为母奶容易消化,而且具有免疫细胞及抗体,所以吃母奶的宝宝比较少拉肚子;即使拉肚子,也很少会引起长期的慢性腹泻。另外,养成良好的卫生习惯也是防治办法,注意双手的清洁、奶瓶的消毒工作。冲泡好的牛奶也不宜放置过久,以免滋生细菌。如果开始要让小朋友摄取副食品时,要记得把握由单项、少量开始添加的原则。还有,治疗宝宝腹泻,最有效的方法还是补充益生菌,例如,宝贝乐益生菌效果很不错。它可抑制有害菌生长繁殖,促进体内产生抗体、减轻腹泻。还能够刺激宝宝体内的非特异性免疫功能,使吞噬细胞的活力增强,提高免疫力。

2.3.3.3 治疗

如果小孩已有腹泻的情况,也不用担心,只要适当地减少进食,饮食也宜选择容易消化的食品,例如,婴儿可食用去掉不容易消化的乳糖的医用奶粉;较大的孩童则可食用不油腻的稀饭、馒头。也可以配合服用益生菌治疗。

在用药方面,细菌所引发的肠炎可根据菌种选择适合的抗菌药;如果是病毒性肠炎就没有特殊的药品,必须靠宝宝本身的免疫系统来克服。

腹泻的主要治疗原则,是多补充水分及电解质,如果只是单纯的止泻会使存在体内的细菌病毒无法随大便排出,反而加重婴幼儿的病情。

2.4 饥饿性腹泻

饥饿性腹泻是一种由于进入食物太少而引起的腹泻。进入食物太少,患儿总是处于饥饿状态促使肠蠕动增快,患儿进食量越受限制胃肠内食物越少,饥饿性肠蠕动越明显。伴随蠕动,肠壁上的腺体分泌增多,于是出现腹泻,多见于体质差或有慢性病的患婴,唯恐消化不良,过多的忌口,过分地限制饮食量或只让饮汤水之类,由此产生肠蠕动增剧,排出稀清黏液便。家长误认为炎性大便,进一步加以限制食量,造成恶性循环,加剧了病情。其临床特点是:排便次数频繁但量少,多呈黄绿色松散便或棕色黏液便,内含奶块,主要成分为肠道分泌物。

2.4.1 概述

初为父母如何知道自己刚出生的宝宝的喂食是否得当呢? 从大便的性状便能判

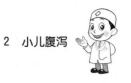

断宝宝的喂养情况。

吃母乳的孩子大便呈黄色或金黄色,均匀如软膏样,但无臭味,便次较多,一般每天2~4次,有的多达7~8次,这叫作生理性腹泻。父母不必担心,这都属于正常现象,到小孩长到一定时期这种腹泻会自动消失。用牛奶喂养的孩子大便较少,每天便次在1~2次,稍有臭味。

刚刚生下来的小孩,即使没有吃进一点东西,一般在生后10~12小时之后会拉黑绿色胎便。在喂奶3~4天后,大便呈黄绿色,这叫作过渡期的大便,之后是逐渐呈黄色粪便。如果婴儿生后24小时内没有胎便排泄,或4~5天左右仍无正常大便排出,应及时请医生检查。

有的婴幼儿大便次数多而量较少,又多呈绿色黏液状。其中奶瓣较少,说明孩子食量过大,应逐渐减少奶量。也有的减少奶量后仍腹泻,这可能就是饥饿性腹泻,应适当增加奶量。

用牛奶喂养的小孩如果出现大便过硬、臭味大时,表明牛奶喂量过多,糖分少,应在奶中加些糖;如糖分过量,则婴儿大便带泡沫,便较稀呈黄色,酸味重,则应适当减少糖量,增加奶量。

如果婴幼儿出生起一直排灰白色便,从没有黄色便,而小便呈黄色时,很可能为先天性胆道梗阻所致。婴幼儿肠道感染时,大便次数多,稀便或水样便,便臭带黏液,多出现呕吐、厌食、发热甚至脱水,均应及时带孩子到医院检查。

婴幼儿大便的次数和质地常常反映其消化功能的状况,家长若能重视对婴幼儿大便的质地、色样和次数的观察,正确地识别正常和异常的大便,有助于早期发现宝宝消化道的异常,为诊断疾病提供有价值的线索。

2.4.2 正常与异常大便

2.4.2.1 正常大便

胎便胎便的主要成分是水,大约占了72%,由胎儿肠道脱落的上皮细胞、胆汁、浓缩的消化液及吞入的羊水组成,出生后几小时内(一般10小时内)首次排出胎粪,呈墨绿色、有点发亮,很像夏天路面上被烈日晒溶了的柏油,无臭味,进食后2~3日内逐渐过渡为婴儿正常粪便。

母乳喂养儿粪便呈金黄色,多为均匀糊状,偶有细小乳凝块,有酸味,每日2~3次。即使每天大便达到3~5次,但大便不含太多的水分,呈糊状,也可视为正常。

人工喂养儿粪便以牛奶(包括奶粉)、羊奶喂养的婴儿,粪便呈淡黄色,大多成形,

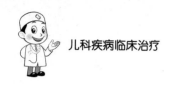

含乳凝块较多,为碱性或中性,量多、较臭,每日 1~2 次。

混合喂养儿粪便哺母乳加牛乳者粪便与喂牛乳者相似,但较黄、软。添加谷物、蛋、肉、蔬菜等辅食后,粪便性状接近成人,每日一次。

2.4.2.2 异常大便

在没有改变食物量及种类的情况下,宝宝的大便次数突然增加,变稀应视为异常。

泡沫样大便:偏食淀粉或糖类食物过多时,可使肠腔中食物增加发酵,产生的大便呈深棕色的水样便,并带有泡沫。

奇臭难闻大便:偏食含蛋白质的食物过多时,这些蛋白质可中和胃里的胃酸,这样就降低了胃液的酸度,使蛋白质不能充分地消化吸收,再加上肠腔内细菌的分解代谢,这些宝宝的大便往往是奇臭难闻。

发亮大便:进食脂肪过多时,在肠腔内会产生过多的脂肪酸刺激肠黏膜,使肠子的蠕动增加,结果产生淡黄色液状和量较多的大便,有时大便发亮,甚至可以在便盆内滑动。

绿色大便:若大便呈绿色,粪便量少,黏液多,属饥饿性腹泻。此外,有些吃配方奶的孩子,排出的粪便呈暗绿色,其原因是一般配方奶中都加入了一定量的铁质,这些铁质经过消化道,并与空气接触之后,就呈现为暗绿色。

蛋花汤样大便:病毒性肠炎和致病性大肠杆菌性肠炎的小病人常常出现蛋花汤样大便。

豆腐渣样大便则常常见于霉菌引起的肠炎。

水样大便多见于食物中毒和急性肠炎。

灰白色大便各种原因所致的胆道阻塞病人会排出灰白色的大便。医学上称陶土色大便。此外,进食牛奶过多或糖过少,产生的脂肪酸与食物中的矿物质钙和镁相结合,形成脂肪皂,粪便也可呈现灰白色,质硬,并伴有臭味。

柏油样大便由于上消化道或小肠出血并在肠内停留时间较长,因红细胞破坏后,血红蛋白在肠道内与硫化物结合形成硫化亚铁,故粪便呈黑色;又由于硫化亚铁刺激肠黏膜分泌较多的黏液,而使粪便黑而发亮,故称为柏油样便,多见于胃及十二指肠溃疡、慢性胃炎所致的出血。

正常人进食动物血、猪肝等含铁多的食物也可使粪便呈黑色,而服用铋剂、炭粉以及某些中药等药物也会使粪便变黑,但一般为灰黑色无光泽,做隐血试验阴性可帮助鉴别。

鲜红色血便:血色鲜红不与粪便混合,仅黏附于粪便表面或于排便后有鲜血滴出或喷射出,提示为肛门或肛管疾病,如痔疮、肛裂、肠息肉和直肠肿瘤等引起的出血。

果酱样大便:暗红色果酱样大便见于肠套叠;暗红色果酱样脓血便则见于阿米巴痢疾。

黏液脓性鲜血便常见于细菌性痢疾、空肠弯曲菌肠炎。

洗肉水样血便并有特殊的腥臭味见于急性出血性坏死性肠炎。

2.4.3 特征

2.4.3.1 大便的颜色

通常宝宝出生头几天的大便呈均匀,墨绿色且带黏性,成为大便(正常现象)。初生一个月内喂养母奶的宝宝,其粪便多为黄色,随年龄增长,粪便会由黄色转为黄绿色或绿色。到5个月大时,大部分为黄绿色及绿色粪便。然而,喂哺婴儿配方奶粉的宝宝,尤其是乳清蛋白且加强铁质的配方,其粪便多为绿色。宝宝添加副食品之后,粪便会逐渐转为褐色。

宝宝出现绿便与个人体质、年龄、肠内酸碱度、肠内细菌生长状态、奶制品成分(如铁质)都有关系,只要宝宝精神与活动正常,则不必担心。

母乳喂养的宝宝大便比较稀释,细腻,色金黄,略有酸味,无泡沫,每天3~8次不等。普通配方奶粉喂养的宝宝,一般来说大便易干燥,色蛋黄,略有臭味,比人乳喂养的宝宝大便量多,解便的次数少,一日1~3次。但如果你选用的是含益生元配方的婴儿奶粉,宝宝的大便会更接近母乳的大便形状。

2.4.3.2 大便内有白色颗粒

喂哺母奶或婴儿配方奶粉的初生宝宝,其粪便中常会发现一些白色颗粒,这些白色颗粒外面包着通明黄色或棕色物质,此乃由于初生宝宝胃肠未发育完全以及消化道的消化酶还没有完全成熟的关系,导致脂肪消化不完全而排出于粪便中,这些俗称为生理性粪便,且会随着年龄增长而逐渐消失,可请妈妈们放心。

2.4.3.3 大便次数

如大便次数增多,呈蛋花样,水分多,有腥臭味,或大便出现黏液,脓血/鲜血,则为异常大便,应及时就诊。就诊时应留少许异常大便,带到医院化验,以协助治疗。

2.4.4 好"臭臭"成长记

吃、喝、拉、撒、睡是刚出生婴儿的主要成长任务,每样都不能缺,都极其重要。我们今天要说的是宝宝"拉"的问题。食物被吃进人体后,营养会为人体吸收、利用,其余消化吸收不完全的废物、残渣,就会变成排泄物,借着粪便将毒素与废物排出去,形

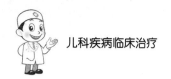

成正常、健康的身体循环。"臭臭"是否正常,是宝宝是否健康的晴雨表。

2.4.4.1 新生儿胎便(墨绿色)

估计孩子来到人世的第一次大便没少吓着父母,墨绿墨绿的一大堆,吓得家长跑去叫医生。刚生下来的宝宝,即使没吃一点东西,出生后 6～12 小时也会拉出墨绿色胎便。

不知道是宝宝体惜自己的妈妈,还是他们不愿意把自己每天周而复始吞咽的羊水弄脏,反正宝宝一定要从妈妈肚里出来后才肯拉自己人生第一次大便。积存了 9 个月的胎便必须借着频繁的排便才能清除干净,一般需要延续 2～3 天,每天 3～5 次,浓重的墨绿色才能消失。

胎便通常没有臭味、状态黏稠、颜色近墨绿色,主要由孩子在胎内吞入的羊水和胎儿脱落的上皮细胞、毳毛、皮脂以及胆汁、肠道分泌物等组成。这些与生俱来的东西很难洗净,有经验的老人会告诉孩子的父母,头几天一定要包纸尿裤而不是尿布。

专家提醒——这不是坏"臭臭":早产儿排胎便的时间有时会有所推迟,这主要和早产儿肠蠕动功能较差或孩子进食延迟有关。

2.4.4.2 过渡期大便(黄绿色)

胎便排出的那几日,喂奶也开始进行,待排净胎便,向正常大便过渡时的大便呈黄绿色。多数新生儿在吃奶 2～3 天后大便呈现这一阶段,然后逐渐进入黄色的正常阶段(母乳喂养的宝宝)。

专家提醒——这不是坏"臭臭":新生儿喂养开始的时间和摄入奶量会直接影响过渡便出现和持续的时间。若开奶延迟,或摄入奶量太少,过渡便出现的时间也会推迟。

2.4.4.3 哺乳期大便

(1)母乳喂养的宝宝(金黄色的软糊便)

由于母奶中含有丰富的寡糖,能够充分地刺激肠胃蠕动,因此大部分宝宝不会有硬便的情形,也不会有明显臭味,呈金黄色,偶尔会微带绿色且比较稀;或呈软膏样,均匀一致,带有酸味且没有泡沫。母乳喂养宝宝的解便次数很弹性,通常新生儿期次数较多,一天 2～5 次,随着孩子月龄的增长,大便次数会逐渐减少,2～3 个月的孩子大便次数会减少到每天 1～2 次。因此,吃母乳的婴儿如果出现大便较稀、次数较多等情况,只要婴儿精神及吃奶情况良好,体重增加正常,没有解便困难、腹痛、胀气的情形,就都是正常的,家长没有必要担忧。

专家提醒——这不是坏"臭臭":母乳喂养的新生儿甚至会发生一天排便 7～8 次

的状况,父母不必担心,这叫作生理性腹泻,属于正常现象,到宝宝长到一定时期这种腹泻会自动消失。

(2)人工喂养的宝宝(土黄色的硬膏便)

用配方奶喂养的宝宝大便较少,通常会干燥、粗糙一些,稍硬如硬膏,但也是只要不难解,不似羊便,就没关系。如果消化没问题,通常会是土黄或金黄色,略带一些酸臭味,每天约 1~2 次。

专家提醒——这不是坏"臭臭":喝配方奶的孩子有时大便会黄中带绿或青绿,这是因为配方奶铁质含量都很高,当宝宝对奶粉中的铁质吸收不完全时,多余的铁质就会使大便带绿色,这情形是正常的。并不是老辈人说的孩子大便呈绿色。就是受到惊吓引起肠胃不适。

(3)吃辅食以后的大便(颜色较暗)

宝宝从 4 个月开始添加辅食,随着宝宝辅食数量和种类的增多,宝宝便性开始慢慢接近成人,开始变得颜色较暗。

专家提醒——这不是坏"臭臭":吃较多蔬菜、水果的宝宝,大便会较蓬松。如果是鱼、肉、奶、蛋类吃得较多的孩子,因为蛋白质消化使然,大便就会比较臭。

熟悉了上述宝宝的正常"臭臭",就很容易辨认不正常的大便了。总的说来,排便次数和颜色的变化不能表示出什么问题,但是气味和粪便中的含水量则可能会说明很多问题,比如下面这些藏着隐患、预示着疾病的坏"臭臭"。

2.4.5　坏"臭臭"擒拿记

熟悉了上述宝宝的正常"臭臭",就很容易辨认不正常的大便了。总的说来,排便次数和颜色的变化不能表示出什么问题,但是气味和粪便中的含水量则可能会说明很多问题,比如下面这些藏着隐患、预示着疾病的坏"臭臭"。

2.4.5.1　妈妈肚子里的异常羊水

B 超显示妈妈腹中羊水浑浊,抽样显示有浊体。说明胎儿将胎便排在了羊水中,这可不是什么好事,最大可能是胎儿缺氧窒息造成的。

应对措施:定期检查,临产前关注胎儿异常胎动。

2.4.5.2　新生儿 24 小时不排便

足月的新生儿出生后 24 小时内都没有排出胎便。

应对措施:请医生检查孩子是否有消化道先天畸形。

2.4.5.3　新生儿灰白便

宝宝从出生拉的就是灰白色或陶土色大便,一直没有黄色,但小便呈黄色。

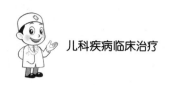

应对措施:赶紧通知医生,很有可能是先天性胆道梗阻所致。延误诊断和治疗会导致永久性肝脏损伤。

2.4.5.4 豆腐渣便

大便稀,呈黄绿色且带有黏液,有时呈豆腐渣样。

应对措施:这可能是霉菌性肠炎,患有霉菌性肠炎的宝宝同时还会患有鹅口疮,如果孩子有上述的症状,需到医院就诊。

2.4.5.5 蛋花汤样大便

每天大便5~10次,含有较多未消化的奶块,一般无黏液。

应对措施:多见于喝牛奶或奶粉的小儿。如为母乳喂养则应继续,不必改变喂养方式,也不必减少奶量及次数,多能自然恢复正常。如为混合或人工喂养,需适当调整饮食结构。可在奶粉里多加一些水将奶配稀些,还可适当喂些含糖盐水,也可适当减少每次的喂奶量而增加喂奶次数。如果2~3天大便仍不正常,则应请医生诊治。

2.4.5.6 绿色稀便

粪便量少,次数多,呈绿色黏液状。

应对措施:这种情况往往是因为喂养不足引起的,这种大便也称"饥饿性大便",这是宝宝因为没吃饱,只要给足营养,大便就可以转为正常。

2.4.5.7 泡沫状便

大便稀,大便中有大量泡沫,带有明显酸味。

应对措施:适当调整饮食结构就能恢复正常。未添加辅食前的婴儿出现黄色泡沫便,表明奶中糖量多了,应适当减少糖量,增加奶量。已经开始添加辅食的宝宝出现棕色泡沫便,则是食物中淀粉类过多所致,如米糊、乳儿糕等,对食物中的糖类不消化所引起的,减少或停止这些食物即可。

2.4.5.8 臭鸡蛋便

大便闻起来像臭鸡蛋一样。

应对措施:这是提示宝宝蛋白质摄入过量,或蛋白质消化不良。应注意配奶浓度是否过高,进食是否过量,可适当稀释奶液或限制奶量1~2天。如果已经给孩子添加蛋黄、鱼肉等辅食,可以考虑暂时停止添加此类辅食,等宝宝大便恢复正常后再逐步添加。还可以给宝宝用点多种维生素制剂,以帮助消化。

2.4.5.9 油性大便

粪便呈淡黄色,液状,量多,像油一样发亮,在尿布上或便盆中如油珠一样可以滑动。

应对措施:这表示食物中脂肪过多,多见于人工喂养的婴儿,需要适当增加糖分或暂时改服低脂奶等(但要注意,低脂奶不能作为正常饮食长期吃)。

2.4.5.10 水便分离

粪便中水分增多,呈汤样,水与粪便分离,而且排便的次数和量有所增多。

应对措施:这是病态的表现,多见于肠炎、秋季腹泻等疾病。丢失大量的水分和电解质会引起孩子脱水或电解质紊乱,应该立即带孩子到医院就诊,并应注意宝宝用具的消毒。

2.4.5.11 血便

血便的表现形式多种多样,通常大便呈红色或黑褐色,或者夹带有血丝、血块、血黏膜等。

应对措施:首先应该看是否给孩子服用过铁剂或大量含铁的食物,如动物肝、血所引起的假性便血。如果大便变稀,含较多黏液或混有血液,且排便时婴儿哭闹不安,应该考虑是不是因为细菌性痢疾或其他病原菌而引起的感染性腹泻,应该及时到医院就诊。如果大便呈赤豆汤样,颜色为暗红色并伴有恶臭,可能为出血性坏死性肠炎;如果大便呈果酱色可能为肠套迭;如果大便呈柏油样黑,可能是上消化道出血;如果是鲜红色血便,大多表明血液来源于直肠或肛门。总之,血便不容忽视,以上状况均需立即到医院诊治。

2.4.5.12 羊便

宝宝大便干燥呈颗粒状。

应对措施:一般来说,人工喂养的婴儿比母乳喂养的婴儿更容易发生便秘。不应以几天拉一次或者一天拉几次来断定孩子是否便秘,一个最重要指标是宝宝大便是否硬结,就是俗称的羊便。如果是,就是便秘。

便秘要视情况处理:对于母乳喂养的便秘宝宝,可给糖水或橘子汁(但母乳喂养的宝宝很少患便秘);如果孩子吃的是配方奶粉,在两次喂奶期间,适当多喂点白开水,可以加点果汁或者米汤,以刺激肠蠕动(选用含低聚糖的配方奶粉也有助于预防便秘发生);4个月大的婴儿可以添加一些菜泥、果泥;对那些年龄更大点的便秘宝宝,生活中父母应鼓励他们多吃富含纤维素的蔬菜、谷类食品。

除了通过饮食疗法来纠正便秘,还可结合按摩:以宝宝的肚脐为中心,用手掌由左向右旋转轻轻摩擦宝宝的腹部,10圈休息5分钟,再按摩10圈,反复进行3回。

还可以协助宝宝做助便操:让宝宝仰卧,抓住宝宝双腿做屈伸运动,即伸一下屈一

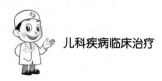

下,共 10 次,然后单腿屈伸 10 次。增加户外活动,多运动可以促进肠蠕动,能使大便通畅。

如果婴儿存在顽固性便秘,经上述处理均无效,就需要请医生进一步检查和治疗。因为便秘还有可能是其他疾病的表现,如先天性巨肠症、肛门疾病、甲状腺功能不全等。

3　小儿呼吸系统疾病

3.1　小儿呼吸系统疾病

小儿呼吸道疾病是指由于多种原因影响小儿呼吸系统,临床以鼻塞、流涕、咳嗽、憋喘等为主要表现的一类疾病,包括现代医学的急性上呼吸道感染、支气管炎、各种肺炎、支气管哮喘、鼻炎、扁桃体炎等。隶属于中医伤风、咳嗽、哮喘、肺炎喘嗽、鼻衄、乳蛾等病症。呼吸道疾病属小儿常见病,尤其在季节交替气温变化无常的时候,发病率较高。据有关资料统计,小儿呼吸道疾病在儿科门诊约占三分之二,是许多家长的一大头疼问题。中医认为肺主气,司呼吸,肺为娇脏,不耐寒热,凡能导致肺的宣发肃降和呼吸异常的病症,统称为肺系病证。

3.1.1　病因

肺为娇脏,喜润而恶燥热,又小儿具有"肺常不足"的生理特点,再加上小儿寒热不知自调,所以很容易引发肺系病疾。概括起来,小儿肺系疾病的成因主要有两个:一是正气亏虚,其次是感受外邪。

3.1.1.1　正气亏虚

中医认为"正气存内,邪不可干"。小儿脏腑娇嫩,形气未充,寒暖不能自调,卫外功能差,而肺主皮毛,主卫外,故易发肺系病症。正气虚多由以下几个方面导致:

先天不足:人之出生就有强弱不同,父母精血亏虚,子女禀赋不足。主要表现为肺、脾、肾三脏亏虚。肺气虚卫外不固,易感外邪;脾气虚运化不足,痰湿内停,上储于肺,宣发失司;肾气虚肾不纳气。

衣被失宜:寒凉之季若衣被单薄,易损阳气;温热之季衣被过暖,多汗致气液耗伤,

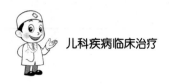

皆令正气亏虚。

过度活动后大汗:适当运动可增强体质,但小儿常凭一时兴致过度活动,大汗淋漓,又不能及时补水,亦会气损液耗。

饮食失调:过食肥甘油腻致痰热内生,感邪后易化火,出现发热等症状;贪凉饮冷,损伤阳气,感邪后易致腹泻等症状。

3.1.1.2 感受外邪

大自然春暖夏热秋凉冬寒,四季更迭,生长收藏,温湿度适宜,滋生万物,怡养人类,人体随四季变化而适应之,此即天人相应。若四季气候出现太过或不及,皆可破坏人体和大自然的平衡而导致疾病。外邪有两类,一类是一般病邪,即风寒暑湿燥火,感人后疾病散发;另一类为疫疠之气,具有较强的流行性和传染性,如一般流行性感冒、SARS、禽流感等。

3.1.2 辨证施治

小儿呼吸道疾病常见的症状一般为:鼻塞、流涕、喷嚏、咽痛、咳嗽、憋喘或伴发热、腹泻、呕吐等。

3.1.2.1 中医分类

小儿肺系疾病包括多种病症,每个病症传统上又有多种证型,分为两大类。一类为风寒或喘型,另一类为燥热伤肺型。

(1)风寒或喘型

辨证要点:咳嗽或喘,发热或不发热,清涕,咽部无充血,痰多,便溏,舌苔薄白等。

治则:散寒宣肺。

方药:三拗汤加味,射干麻黄汤或小青龙汤加减。炙麻黄、杏仁、炙甘草、炙远志、紫苑、冬花、炙百部、川贝等。

(2)燥热伤肺型

辨证要点:咳嗽无喘,发热或不发热,浊涕,咽痛,咽部充血,痰少,便干,舌苔薄黄等。

治则:清热宣肺。

方药:桑菊饮或银翘散加减。桑叶、杏仁、桔梗、炙甘草、菊花、薄荷、紫苑、冬花、川贝等。

以上两类病型的临床变化很多,用药时可根据不同症状、体质、季节、气候等进行随症加减:"发热者可加石膏、柴胡等;痰多者加半夏、橘红、白芥子、葶苈子、胆星、苏子等;燥者加沙参、麦冬、百合等;便溏者加车前子、云苓等;便干者加桑皮、葶苈子、大黄、瓜蒌仁等;热毒者加黄芩、连翘、双花、鱼腥草、生地等;喘者加地龙、白果、苏子、葶苈子等;纳呆者加莱菔子、麦芽、谷芽等;气虚者加黄芪、太子参等。"

3.1.2.2 西医分类

小儿呼吸道疾病可分为细菌感染与病毒感染两类,前者使用抗生素效果较好,而后者根本不需要抗生素。资料显示,大多数小儿呼吸道疾病是由病毒感染而引起的,家长不能盲目自己或要求医生为患儿滥用抗生素、打吊瓶等。抗生素一定要在医生指导下使用,由于该类药品有一定的副作用,又容易产生细菌耐药,不合理使用会影响小孩的健康成长,给以后的治疗带来某些不利。当然,对待小儿呼吸道疾病也不可走向另一个极端,认为小儿呼吸道感染是日常小病而轻率对待,没让患儿得到及时的治疗和护理。致某些支气管炎、肺炎、化脓性扁桃体炎等发生严重病变和并发症,甚至危及生命。

3.1.3 预防

疾病对于患儿是损伤,对于家长和社会是负担,因此未病先防增强小儿抗病能力具有重要意义。中医可以发挥"整体观念""治未病"和"扶正固本"的优势,对于体质虚弱的小儿,可以益气固表;对于已经感染的患儿,可以既病防变;同时予以饮食保健指导,从多个层面保障小儿健康成长。

衣被适宜:小儿衣被一般情况下较成人稍暖一点,但不可太过,以正常活动不出汗为准,还需防止睡眠后被服松开。

饮食适宜:小儿饮食应营养全面,糖、脂肪、蛋白质、矿物质、维生素、纤维素等合理搭配,千万不要忽视水的适当摄入。

居住适宜:空气流通是预防呼吸道疾病的重要因素,应保持房间空气新鲜,多个房间可依次通风。房间温度在 20℃ ~ 25℃,湿度在 45% HR ~ 75% HR 较好,卧室能有阳光射进更好。

适当锻炼:由于先后天因素,人的体质和对外界适应能力不同。根据季节气候,3个月以上的小儿均可适度的户外活动,但一定要循序渐进,挑选风和日丽的天气,逐渐延长户外活动时间,切勿在恶劣天气操之过急,适得其反。

远离呼吸道感染病人:小儿抗病能力差,很多呼吸道疾病具有流行性和传染性,家人感染可适当隔离,房间勤通风,少去人多的地方,对呼吸道感染病人注意回避。

合理使用空调:空调器一定要按规定清洁滤网,换季时第一次用空调应打开门窗

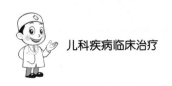

通风换气后再正常使用,以防潜藏于空调内的病原微生物被吹出感染人体。风向不要直对人体,对于小儿夏季空调温度一般不低于27摄氏度,尽量不通宵使用空调,长时间使用空调时要注意通风。

适当服用药物:根据患儿体质不同可选用太子参、黄芪、红芪、麦冬、双花、胖大海、生甘草、玉屏风颗粒等。

维护平衡:人与自然、人与社会、人与家庭、人体自身都有各自平衡体系,若突然改变环境、状态、生活习惯等,易致平衡紊乱,气血不和,正气亏虚,病患丛生,故要循序渐进,缓冲求平。

3.2 小儿感冒

小儿急性上呼吸道感染系由各种病原引起的上呼吸道炎症,简称上感,俗称"感冒",是小儿最常见的疾病。该病主要侵犯鼻、鼻咽和咽部,如上呼吸道某一局部炎症特别突出,即按该炎症处命名,如急性鼻炎、急性咽炎、急性扁桃体炎等。急性上感主要用于上呼吸道局部感染定位并不确切者。鼻咽部感染常出现并发症,累及邻近器官如喉、气管、支气管、肺、口腔、鼻窦、中耳、眼及颈部淋巴结等,有时鼻咽部症状已经好转或消失,而其并发症可以迁延或加重。

3.2.1 病因

各种病毒和细菌均可引起,但90%以上为病毒,主要有鼻病毒、呼吸道合胞病毒、流感病毒、副流感病毒、腺病毒等。病毒感染后可继发细菌感染,最常见为溶血性链球菌,其次为肺炎链球菌、流感嗜血杆菌等,近年来肺炎支原体亦不少见。

婴幼儿时期由于上呼吸道的解剖和免疫特点而易患本病。营养障碍性疾病,如维生素D缺乏性佝偻病、亚临床维生素A、锌或铁缺乏症等,或护理不当,气候改变和环境不良等因素,则易发生反复上呼吸道感染或使病程迁延。

3.2.1.1 小儿营养不良

专家告诉我们,其实小儿营养不良是孩子反复呼吸道感染的主要原因。婴幼儿和在母乳不足又没有及时添加必要的辅食时,或长期只吃淀粉类食物,或者由于蛋白过敏,肠道吸收不良的孩子,因缺乏必要的蛋白质,脂肪而造成小儿营养不良。同时可能导致伴有佝偻病及铁、锌等多种微量元素缺乏,继而使免疫功能降低,抗病能力下降而易发生感染,最后就很容易感染上小儿感冒。

3.2.1.2 治疗不当

在反复呼吸道感染中,特别是细菌性感染时,有些家长给孩子服用中药或抗生素,但治疗疗程不充分,用药两到三天后,热一退就停药,虽使致病菌暂时受到抑制,却没有被彻底消除,这样反而形成了慢性病灶,如慢性扁桃体炎,慢性咽炎及慢性鼻窦炎等,细菌长期处于潜伏状态,一旦孩子受凉、劳累或抵抗力低下时,就又会发病。但如果给患儿滥用抗生素,又会导致细菌产生耐药性,使感染难以控制。因此,在对待小儿感冒的治疗上,家长应该与医生积极配合,进行正规的治疗。

3.2.2 临床表现

由于年龄大小、体质强弱及病变部位的不同,病情的缓急、轻重程度也不同。年长儿症状较轻,婴幼儿则较重。

3.2.2.1 一般类型上感

症状:

①局部症状鼻塞、流涕、喷嚏、干咳、咽部不适和咽痛等,多于 3~4 天内自然痊愈。

②全身症状发热、烦躁不安、头痛、全身不适、乏力等。部分患儿有食欲不振、呕吐、腹泻、腹痛等消化道症状。腹痛多为脐周阵发性疼痛,无压痛,可能为肠痉挛所致;如腹痛持续存在,多为并发急性肠系膜淋巴结炎。

婴幼儿起病急,全身症状为主,局部症状较轻。多有发热,体温可高达 39~40℃,热程 2~3 天至 1 周左右,起病 1~2 天可因高热引起惊厥。年长儿以局部症状为主,全身症状较轻,可仅轻度发热。

体征体检可见咽部充血,扁桃体肿大。有时可见下颌和颈淋巴结肿大。肺部听诊一般正常。肠道病毒感染者可见不同形态的皮疹。

3.2.2.2 两种特殊类型上感

疱疹性咽峡炎病原体为柯萨奇 A 组病毒。好发于夏秋季。起病急骤,临床表现为高热、咽痛、流涎、厌食、呕吐等。体检可发现咽部充血,在咽腭弓、软腭、悬雍垂的黏膜上可见数个至十数个 2~4 mm 大小灰白色的疱疹,周围有红晕,1~2 日后破溃形成小溃疡,疱疹也可发生于口腔的其他部位。病程为 1 周左右。

咽结合膜热以发热、咽炎、结膜炎为特征。病原体为腺病毒 3、7 型。好发于春夏季,散发或发生小流行。临床表现为高热、咽痛、眼部刺痛,有时伴消化道症状。体检发现咽部充血、可见白色点块状分泌物,周边无红晕,易于剥离;一侧或双侧滤泡性眼结合膜炎,可伴球结合膜出血;颈及耳后淋巴结增大。病程 1~2 周。

3.2.2.3 并发症

以婴幼儿多见,可引起中耳炎、鼻窦炎、咽后壁脓肿、扁桃体周围脓肿、颈淋巴结

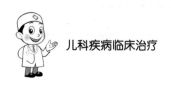

炎、喉炎、支气管炎及肺炎等。年长儿若患 A 组溶血性链球菌咽峡炎可引起急性肾小球肾炎和风湿热。

3.2.3 小儿感冒的正确认知

3.2.3.1 小儿感冒的一般过程

感冒是自愈性疾病,病程 7 天。这个病程指的是感冒病毒活动期。一般感觉到的感冒病程大约在 7~10 天,其中最后几天是对被破坏黏膜组织的清理。这个过程不包括继发性感染。继发性感染不是自愈性的,虽然免疫系统可以解决一部分继发性感染,但是更多继发性感染给人体健康造成的事实上的伤害更大。另外,流感对于体弱以及脏器功能不全者可能是致命的。

一般来说,小儿感冒都有一个连续动态的过程,认识了这个过程,父母可能就不会那么紧张了。

对于婴幼儿来说,感冒最初典型的症状有:咽干、喷嚏。其中,很大一部分感冒,咽干、咽痒症状要早于其他症状数小时或一天,然后就畏寒、流鼻涕。感冒初起时间要记下,对于诊断和用药以及护理非常重要。

感冒前 3 天,病毒非常活跃,病毒主要侵犯黏膜细胞,其释放的毒素对肝、肾、心脑都有损伤。感冒的前 3 天,免疫系统虽然感觉到出了问题,但是并不能识别感冒病毒。普通感冒前 3 天表现为喷嚏、流涕、咳嗽、畏寒、头疼等症状,流感前 3 天症状比普通感冒要重得多,表现为发烧、头胀疼、无力、咽痛、浑身肌肉和骨骼疼痛等。

感冒 3 天后,免疫系统识别了感冒病毒,并开始组织对病毒的战斗,这个过程有时候表现为症状加重,包括发烧、咳嗽加剧、鼻涕痰液增多。免疫力不同症状表现就有差别。流感在此期间,症状可能进入难以忍耐的阶段,包括咽喉嘶哑、痰液和鼻涕带血等。但有一些小儿会遗留下轻微的干咳,持续一段时间,比如可能 2~3 周,这也不要紧,只要听着孩子的咳嗽不深,就没问题,也不需要特殊处理,多喝水,注意休息,慢慢就好了。

感冒后期,大约第 7 天左右免疫系统开始清理坏死的黏膜层,这时候,体感舒适,没有畏寒的感觉,但是会有比较浓的鼻涕和痰液排出,这是包裹着坏死细胞的黏液,病毒期就结束了。

大一点的孩子,在感冒的过程中可能不会发烧,但是可能会有嗓子痛、扁桃体肿大等现象。另外,在孩子感冒的过程中,需要父母注意以下几点:

3 个月大的孩子一出现感冒的症状,家长要立即带他去看医生。

较大的孩子一旦出现以下情况之一,家长要立即带他去医院:

①感冒持续5天以上。

②孩子出现耳朵疼痛。

③体温超过39℃。

④呼吸困难。

⑤持续咳嗽。

⑥老流黄绿色、黏稠的鼻涕。

总之,对于孩子的感冒,在急性期注意适当降温,别让孩子出现高热惊厥,在后期注意观察有无并发症的出现,如中耳炎、支气管炎、肺炎、鼻窦炎等。

3.2.3.2 感冒没有特效药

很多大人都知道自己小时候感冒了,也没有什么特别的治疗方法。只要自己能吃饭,能跟小伙伴玩耍,父母就觉得没事。父母普遍认为小时候常患小病才能健康成长。

但是,现如今的父母却不一样,孩子一感冒就发慌,不知所措,特别是一些做爷爷奶奶的,更是着急,第一个想法就是赶紧去医院。医生给开了一周的感冒药,或者输液也觉得不放心,反复带孩子往医院跑。这样孩子的病不但不会好转反而会折腾的加重。要知道孩子的感冒往往都要持续一段时间才会好转的。

前面提到一种说法是感冒"服药也是一周,不吃也是7天",也就是说感冒是没有特效药的。特别是那些感冒药成分对出后不到24个月的孩子是非常有害的,所以需要注意。医学研究表明,婴幼儿感冒时有轻微感冒的孩子,医生往往建议父母多给他喝水,补充维生素C。

所以即使孩子患了感冒,只要能跟小朋友一起玩耍、做游戏、跑跳,就不用特别担心同,最好的方法是让孩子自己挺过去。

3.2.3.3 孩子战胜感冒才会健康成长

孩子的免疫力通常会比大人低很多,所以孩子是感冒比较喜欢"光顾"的对象。孩子的免疫力有一个逐渐发育和成熟的过程。对于宝宝来说,每次感冒都是一次"宝贵的经验",既可以使用从母体内接受的先天性免疫力,也可以提高自身的免疫力。

当孩子不小心得了感冒之类的小病时,父母不必太着急。孩子患各种感染性疾病本身也是对免疫卫兵的训练,如果免疫卫兵在阻止细菌或病毒感染的战斗中获胜,孩子就避免了明显的疾病;如果没有阻止成功,孩子就会生病了,这时必须依靠医生帮助(用药或给孩子补充免疫力),让卫兵能力增强,加强对细菌或病毒的阴截,从疾病中恢复。不论什么结局,对孩子的免疫力都是训练,当下次再遇到同样的敌人,已经训练

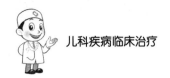

过的卫兵会给予强有力的阻击,保护身体安全。

那些欠缺这种经历的宝宝,患感冒症状的次数和程度会更加严重。因为父母的担心着急,感冒初期就开始不停地给他吃感冒药,剥夺了宝宝强化免疫系统的机会。

因此,家长要对感冒有个正确的认识,我们不愿意孩子患病,但是一旦感冒了,就要正确处理,适当地给孩子一个"锻炼"的机会,不要随便用药来消除症状,而要帮助宝宝经历整个感冒的全过程。当宝宝有了抵抗病毒的经验后,自身的免疫系统就会像通过锻炼来强化肌肉一样,使免疫力得到更好地强化。

感冒是百病的根源。患了感冒恢复好的宝宝,短期内免疫力会明显增强,不易患上其他疾病。否则,宝宝就会开始小病不断。孩子每得一次感冒,他们的身体与病毒或细菌作战的能力就增强一些,这样到他们上学后,感冒的次数就会大大减少了。如果父母想健康地抚养自己的宝宝,就要用正确的方法来应对宝宝的每次感冒。

3.2.3.4 孩子感冒后需要关注他的成长

很多经常闹感冒这类小病的孩子会比其他孩子个子小些。这是因为在感冒期间孩子身体内的所有能量被集中到免疫系统上来,所以无论是血液循环方面,还是消化、营养、吸收、分泌等功能都会显著下降。在整个感冒期间,孩子的成长几乎不再进行,但那些不依赖抗生素或退烧药而自己战胜感冒的孩子,病好后体内集中于增强免疫力的能量就会全部转为成长能量,父母过一段时间会感觉自己的孩子突然长高了很多,就是这个原因。病好后孩子的胃口会大开,饭量增加,总想吃东西,这是为了补充成长所需要的能量,父母最好的做法是及时给孩子吃一些容易消化营养丰富的食物。相反,那些经常患感冒并且每次都是通过吃药恢复的孩子,长大后个子很可能不会很高。如果父母想让自己的孩子长得高,就不要让孩子常感冒,并关注日常的生活习惯。

孩子感冒是提高免疫力的过程,为了宝宝的健康成长,请家长朋友及宝宝的爷爷奶奶们用正确的方法来应对宝宝的每次感冒。

3.2.4 小儿感冒诊疗

3.2.4.1 检查

病毒感染者白细胞计数正常或偏低,中性粒细胞减少,淋巴细胞计数相对增高。病毒分离和血清学检查可明确病原,近年来免疫荧光、免疫酶及分子生物学技术可做出早期诊断。

细菌感染者白细胞计数可增高,中性粒细胞增高,在使用抗菌药物前行咽拭子培养可发现致病菌。链球菌引起者于感染 2~3 周后 ASO 滴度可增高。

3.2.4.2 鉴别诊断

根据临床表现一般不难诊断,但需与以下疾病鉴别:

流行性感冒。由流感病毒、副流感病毒引起。有明显的流行病史,局部症状较轻,全身症状较重。常有高热、头痛、四肢肌肉酸痛等,病程较长。

急性传染病早期。上感常为各种传染病的前驱症状,如麻疹、流行性脑脊髓膜炎、百日咳、猩红热等,应结合流行病史、临床表现及实验室资料等综合分析,并观察病情演变加以鉴别。

急性阑尾炎。伴腹痛者应注意与急性阑尾炎鉴别。本病腹痛常先于发热,腹痛部位以右下腹为主,呈持续性,有固定压痛点、反跳痛及腹肌紧张、腰大肌试验阳性等体征,白细胞及中性粒细胞增高。

在排除上述疾病后,尚应对上呼吸道感染的病因进行鉴别:病毒性抑或细菌性感染,以便指导治疗。

3.2.4.3 治疗

(1)一般治疗

病毒性上感者,应告诉病家该病的自限性和治疗的目的:防止交叉感染及并发症。注意休息、保持良好的周围环境、多饮水和补充大量维生素 C 等。

(2)抗感染治疗

①抗病毒药物大多数上呼吸道感染由病毒引起,可试用利巴韦林(病毒唑),口服或静脉点滴。亦可试用双嘧达莫,3 日为一疗程。

②抗生素细菌性上呼吸道感染或病毒性上呼吸道感染继发细菌感染者可选用抗生素治疗,常选用青霉素类、复方新诺明(2 月以下婴儿禁用)及头孢菌素类。咽拭子培养阳性结果有助于指导抗菌治疗。若证实为链球菌感染,或既往有风湿热、肾炎病史者,青霉素疗程应为 10 ~ 14 日。

(3)对症治疗

①高热可口服对乙酰氨基酚或布洛芬,亦可用冷敷、温湿敷或酒精浴降温。

②发生高热惊厥者可予以镇静、止惊等处理。

③咽痛可含服咽喉片(较大儿童)。

④中成药亦有较好的效果。

3.2.4.4 预防

主要靠加强体格锻炼以增强抵抗力;提倡母乳喂养;防治佝偻病及营养不良;避免去人多拥挤的公共场所。

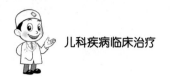

3.3 小儿肺炎

3.3.1 小儿肺炎

小儿肺炎是婴幼儿时期的常见病,我国北方地区以冬春季多见,是婴幼儿死亡的常见原因。肺炎是由病原体感染或吸入羊水及油类和过敏反应等所引起的肺部炎症,主要临床表现为发热、咳嗽、呼吸急促、呼吸困难以及肺部啰音等。

3.3.1.1 病因

细菌性肺炎:由肺炎链球菌、流感嗜血杆菌、葡萄球菌、绿脓杆菌所引起。

病毒性肺炎:由腺病毒、流感病毒、呼吸道合胞病毒、麻疹病毒所引起。

支原体肺炎。

衣原体肺炎。

真菌性肺炎:由白色念珠菌,曲霉菌、卡氏肺囊虫等所引起。

3.3.1.2 临床表现

(1)一般症状

有发热、拒食、烦躁、喘憋等症状,早期体温为 38 ~ 39℃,亦可高达 40℃。除呼吸道症状外,患儿可伴有精神萎靡,烦躁不安,食欲不振,腹泻等全身症状。小婴儿常见拒食、呛奶、呕吐及呼吸困难。

(2)呼吸系统症状

①咳嗽开始为频繁的刺激性干咳,随后咽喉部出现痰鸣音,咳嗽剧烈时可伴有呕吐、呛奶。

②呼吸道症状及体征呼吸表浅增快,鼻翼翕动,部分患儿口周、指甲可有轻度发绀。肺部体征早期可不明显,以后可闻及中小水泡音。合并胸腔积液时可有叩诊实音和/或呼吸音消失。

(3)其他系统的症状与体征

①循环系统症状:婴儿肺炎时常伴有心功能不全。如患儿心率增至 160 ~ 200 次/分,肝脏短时间内增大或明显增大、面色苍白、口周发绀、四肢水肿、尿少,应考虑充血性心力衰竭。

②神经系统症状:烦躁、嗜睡、凝视、斜视、眼球上翻。昏睡,甚至昏迷、惊厥。球结膜水肿。瞳孔改变,对光反应迟钝或消失。呼吸节律不整。

③消化系统症状:肺炎患儿食欲下降、呕吐、腹泻、腹胀,严重者呕吐物为咖啡色或

便血,肠鸣音消失,可出现中毒性肠麻痹及中毒性肝炎。

3.3.1.3 检查

(1)血常规检查

细菌性肺炎时,白细胞计数通常增高,中性粒细胞比例增高。重症金黄色葡萄球菌肺炎和流感杆菌肺炎,有时白细胞总数反而减低。病毒性肺炎的白细胞计数常为正常或减少,淋巴细胞比例正常或增高。

(2)C反应蛋白试验

在细菌性感染、败血症等时C反应蛋白值上升,升高与感染的严重程度呈正比,病毒及支原体感染时通常不增高,但也并非完全如此。

(3)病原学检查

病原学的检测包括直接涂片镜检及细菌分离鉴定。标本可为痰、咽拭子、胸腔积液、肺泡灌洗液等。病原的分离为最可靠的方法。亦可做细菌或是病毒抗原的检测、核酸的检测以及抗体的检测。

(4)胸部X线检查

胸部X线,早期可见肺纹理增强,以后可见到双肺中下野有大小不等的点片状浸润,或融合成片状阴影,常并发肺气肿、肺不张。

3.3.1.4 诊断

根据临床表现及影像学检查可做出诊断。但仍需要依靠病原学检测以明确病因,指导治疗与估计预后。

3.3.1.5 鉴别诊断

小儿肺炎须与肺结核、支气管异物、特发性肺含铁血黄素沉着症等疾病相鉴别。

3.3.1.6 治疗

应采取综合疗法,以改善通气功能,有效控制炎症,避免并发症的发生。

(1)一般治疗

保持病房空气流通,室温维持于20℃,湿度60%左右,供给易于消化食物,经常翻身、拍背。

(2)给予抗生素

根据以下原则选用抗生素:

①临床与实验室的资料针对可能的病原。

②选用病原敏感的抗生素。

③疾病的严重程度。

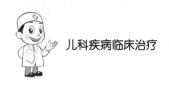

若为支原体肺炎,可选用大环内酯类药物。病毒性肺炎可选用抗病毒药物如利巴韦林或阿昔洛韦等。

（3）对症治疗

若有缺氧表现,可予吸氧。可口服祛痰药物,若痰液黏稠,不易咳出时可使用雾化疗法。

3.3.1.7 预防

预防上呼吸道感染,注意加强锻炼,可根据年龄选择适当的锻炼方法。户外活动时,注意适当增加衣服。有呼吸道病毒流行时,不要带小儿到公共场所去。家里有人患感冒时,不要与儿童接触。

3.3.2 小儿支气管肺炎

支气管肺炎是儿童尤其是婴幼儿常见的感染性疾病,是儿童住院的最常见原因,2岁以内儿童多发。支气管肺炎又称小叶性肺炎,肺炎多发生于冬春寒冷季节及气候骤变时,但夏季并不例外,甚至有些华南地区反而在夏天发病较多。支气管肺炎最常由细菌、病毒或霉菌及肺炎支原体等病原引起,也可由病毒、细菌"混合感染"。病毒性肺炎以间质受累为主,细菌性肺炎以肺实质损害为主。肺组织炎症使呼吸膜增厚及下呼吸道阻塞而导致通气与换气功能障碍,主要表现为发热、咳嗽和气促。主要体征有呼吸增快、口周及指、趾端发绀,以及肺部中、细湿啰音。

3.3.2.1 病因

（1）好发因素

婴幼儿时期容易发生肺炎是由于呼吸系统生理解剖上的特点,如气管、支气管管腔狭窄,黏液分泌少,纤毛运动差,肺弹力组织发育差,血管丰富易于充血,间质发育旺盛,肺泡数少,肺含气量少,易为黏液所阻塞等。此年龄阶段的婴幼儿由于免疫系统的防御功能尚未充分发展,容易发生传染病、营养不良、佝偻病等疾患,这些内在因素不但使婴幼儿容易发生肺炎,并且发病比较严重。1岁以下婴儿免疫力很差,故肺炎易于扩散、融合并延及两肺,年龄较大及体质较强的幼儿,机体反应性逐渐成熟,局限感染能力增强,肺炎往往出现较大的病灶,如局限于一叶则为大叶肺炎。

（2）病原菌

凡能引起上呼吸道感染的病原体均可诱发支气管肺炎,但以细菌和病毒为主,其中肺炎链球菌、流感嗜血杆菌、呼吸道合胞病毒（RSV）最为常见。一般支气管肺炎大部分由肺炎链球菌所致,其他细菌如葡萄球菌、链球菌、流感杆菌、大肠埃希杆菌、肺炎杆菌、铜绿假单胞菌则较少见。近年来肺炎支原体、衣原体和流感嗜血杆菌有增加趋势,病原体常由呼吸道入侵,少数经血行入肺。

3.3.2.2 临床表现

(1)一般肺炎

一般肺炎主要临床表现为发热、咳嗽、气促,肺部固定性的中、细湿啰音,典型的临床表现包括:

①全身症状:起病急骤或迟缓,骤发的有发热、呕吐、烦躁及喘憋等症状。发病前可先有数天轻度上呼吸道感染症状,热型不定,多为不规则发热,亦可为弛张热或稽留热。早期体温多在38℃~39℃,亦可高达40℃左右,大多为弛张型或不规则发热,新生儿可不发热或体温不升,弱小婴儿大多起病迟缓,发热不高,咳嗽与肺部体征均不明显,常见呛奶、呕吐或呼吸困难,呛奶有时很显著,每次喂奶时可由鼻孔溢出。腋温>38.5℃,伴三凹征,尤其胸壁吸气性凹陷和呼吸增快(除外因哭吵、发热等所致者)应视为病情严重。

②咳嗽:咳嗽及咽部痰声一般在早期就很明显。早期为干咳,极期咳嗽可减少,恢复期咳嗽增多、有痰。新生儿、早产儿可无咳嗽,仅表现为口吐白沫等。

③气促:多发生于发热、咳嗽之后,呼吸浅表,呼吸频率加快(2个月龄内≥60次/分钟,2~12个月≥50次/分钟,1~5岁≥40次/分钟,大于5岁≥30次/分钟),重症者呼吸时呻吟,可出现发绀,呼吸和脉搏的比例从1:4上升为1:2左右。

④呼吸困难:常见呼吸困难,口周或指甲青紫及鼻翼扇动,重者呈点头状呼吸、三凹征、呼气时间延长等。有些患儿头向后仰,以便较顺利地呼吸,若使患儿被动地向前屈颈时,抵抗很明显,这种现象应和颈肌强直区别。呼吸困难对肺炎的提示意义比呼吸增快更大。

⑤肺部固定细湿啰音:胸部体征早期可不明显或仅呼吸音粗糙或稍减低,以后可闻及固定的中、细湿啰音或捻发音,往往在哭闹、深呼吸时才能听到。以背部两侧下方及脊柱两旁较多,于深吸气末更为明显。叩诊正常或有轻微的叩诊浊音或减低的呼吸音。但当病灶融合扩大累及部分或整个肺叶时,可出现相应的肺实变体征。如果发现一侧肺有明显叩诊浊音和(或)呼吸音降低则应考虑有无合并胸腔积液或脓胸。

(2)重症肺炎

重症肺炎除呼吸系统严重受累外,还可累及循环、神经和消化等系统,出现相应的临床表现:

①呼吸衰竭:由于严重的缺氧及毒血症,月龄2月~5岁儿童出现胸壁吸气性凹

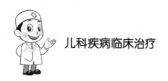

陷或鼻翼扇动或呻吟之一表现者,提示有低氧血症,为重度肺炎,需及时进行血气分析。肺炎患儿出现烦躁不安提示很可能缺氧,而缺氧者可以无发绀。

②循环系统:较重肺炎患儿常见心力衰竭,表现为:安静状态下呼吸频率突然加快,超过 60 次/分钟;心率突然加快,大于 160~180 次/分钟;骤发极度烦躁不安,明显发绀,面色发灰,指(趾)甲微血管充盈时间延长;以上三项不能用发热、肺炎本身和其他并发症解释者。心音低钝,奔马律,颈静脉怒张;肝脏显著增大或在短时间内迅速增大;少尿或无尿,颜面眼睑或双下肢水肿。亦有学者认为上述症状只是肺炎本身的表现,不能用其他原因解释者即应考虑心力衰竭,指端小静脉网充盈,或颜面、四肢水肿,为充血性心力衰竭的征象。有时四肢发凉、口周灰白、脉搏微弱则为末梢循环衰竭征象。

③神经系统:在确认肺炎后出现下列症状与体征者,可考虑为缺氧中毒性脑病:烦躁、嗜睡,眼球上窜、凝视;球结膜水肿,前囟隆起;昏睡、昏迷、惊厥;瞳孔改变:对光反应迟钝或消失;呼吸节律不整,呼吸心跳解离(有心跳,无呼吸);有脑膜刺激征,脑脊液检查除压力增高外,其他均正常。在肺炎的基础上,除外高热惊厥、低血糖、低血钙及中枢神经系统感染(脑炎、脑膜炎),如脑水肿,伴其他一项以上者可确诊。

④消化系统:严重者发生缺氧中毒性肠麻痹时表现为频繁呕吐、严重腹胀、呼吸困难加重,听诊肠鸣音消失。重症患儿还可呕吐咖啡样物,大便潜血阳性或柏油样便。

⑤抗利尿激素异常分泌综合征:血钠≤130 mmol/L,血渗透压 <275 mmol/L;肾脏排钠增加,尿钠≥20 mmol/L;临床上无血容量不足,皮肤弹性正常;尿渗透摩尔浓度高于血渗透摩尔浓度;肾功能正常;肾上腺皮质功能正常;ADH 升高。若 ADH 不升高,则可能为稀释性低钠血症。SIAHD 与中毒性脑病有时表现类似,但治疗却完全不同。

⑥弥散性血管内凝血(DIC)可表现为血压下降,四肢凉,脉速而弱,皮肤、黏膜及胃肠道出血。

3.3.2.3 检查

(1)外周血检查

①外周血白细胞计数和分类计数:对判断细菌或病毒有一定价值。细菌性肺炎白细胞计数升高,中性粒细胞增多,并有核左移现象,胞质可有中毒颗粒。病毒性肺炎的白细胞计数大多正常或偏低,亦有少数升高者,时有淋巴细胞增高或出现变异型淋巴细胞。支原体感染者外周血白细胞计数大多正常或偏高,分类以中性粒细胞为主,但在重症金黄色葡萄球菌或革兰阴性杆菌肺炎,白细胞计数可增高或降低。

②C 反应蛋白(CRP):细菌感染时血清 CRP 值多上升,而非细菌感染时则上升不

明显。

③前降钙素(PCT):细菌感染时可升高,抗菌药物治疗有效时,可迅速下降。但对于肺炎患儿,不能单独或联合应用这些指标来预测细菌或病毒感染,需结合临床病史及其他实验室检查综合判断。

(2)特异性病原学检查

①细菌学检查:细菌培养和涂片:采取气管吸取物、肺泡灌洗液、胸水、脓液和血标本作细菌培养和鉴定,同时进行药物敏感试验对明确细菌性致病菌和治疗有指导性意义。亦可作涂片染色镜检,进行初筛试验。

其他检查:如血清学检测肺炎链球菌荚膜多糖抗体水平,进行细菌抗原检测如肺炎链球菌荚膜多糖抗原、溶血素抗原、HI 抗原等。

②病毒学检查:病毒分离:感染肺组织、支气管肺泡灌洗液、鼻咽部分泌物进行病毒分离是病毒病原学诊断的可靠方法。

血清学试验:于急性期和恢复期(14 天后)采取双份血清测定特异性免疫球蛋白G(IgG)抗体水平,若抗体升高≥4 倍为阳性。但由于费时太长,往往只能作为回顾性诊断和其他方法的对照,限制了其临床实际应用。血清中特异性免疫球蛋白 M(IgM)升高可早期诊断。采取咽拭子、鼻咽分泌物、气管吸取物或肺泡灌洗液涂片,或快速培养后使用病毒特异性抗体(包括单克隆抗体)免疫荧光技术、免疫酶法或放射免疫法可发现特异性病毒抗原。

③其他病原学检查:肺炎支原体:冷凝集试验≥1:32 有很大参考价值,该试验为非特异性,可作为过筛试验;但传统的冷凝集素试验对肺炎支原体(MP)感染的诊断有一定的价值,但其敏感性与特异性均不足。

特异性诊断:包括 MP 分离培养或特异性 IgM 和 IgG 抗体测定。补体结合抗体检测是诊断 MP 的常用方法;基因探针及聚合酶链式反应技术(PCR 技术)检测 MP 的特异性强和敏感性高,但应避免发生污染。

衣原体:能引起肺炎的衣原体为沙眼衣原体(CT)、肺炎衣原体(CP)和鹦鹉热衣原体。细胞培养用于诊断 CT 和 CP,直接免疫荧光或吉姆萨染色法可检查 CT,其他方法有酶联免疫吸附试验、放射免疫电泳法检测双份血清特异性抗体或抗原、核酸探针及 PCR 技术检测抗原。

(3)X 线检查

支气管肺炎的病因不同,因此在 X 线上所表现的变化既有共同点,又各有其特点。早期见肺纹理增粗,以后出现小斑片状阴影,以双肺下野、中内带及心膈区居多,

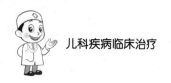

并可伴有肺不张或肺气肿,斑片状阴影亦可融合成大片,甚至波及整个节段。

①病灶的形态:支气管肺炎主要是肺泡内有炎性渗出,多沿支气管蔓延而侵犯小叶、肺段或大叶。X线征象可表现为非特异性小斑片状肺实质浸润阴影,以两肺、心膈角区及中内带较多,这种变化常见于2岁以下的婴幼儿,小斑片病灶可部分融合在一起成为大片状浸润影,甚至可类似节段或大叶肺炎的形态。若病变中出现较多的小圆形病灶时,就应考虑可能有多种混合的化脓性感染存在。

②肺不张和肺气肿征:由于支气管内分泌物和肺炎的渗出物阻塞,可产生部分性肺不张或肺气肿,在小儿肺炎中肺气肿是早期常见征象之一,中毒症状越重肺气肿就越明显,在病程中出现泡性肺气肿及纵隔气肿的机会也比成人多见。

③肺间质X线征:婴儿的肺间质组织发育好,患支气管肺炎时,可以出现一些肺间质的X线征象,常见两肺中内带纹理增多、模糊。流感病毒性肺炎、麻疹病毒性肺炎、百日咳杆菌肺炎所引起的肺间质炎性反应都可有这些X线征象。

④肺门X线征:肺门周围局部的淋巴结大多数不肿大或仅呈现肺门阴影增深,甚至肺门周围湿润。

⑤胸膜的X线征:胸膜改变较少,有时可出现一侧或双侧胸膜炎或胸腔积液的现象。尽管各种不同病因的支气管肺炎在X线表现上有共同点,但又不尽相同,因此,必须掌握好各种肺炎的X线表现,密切结合临床症状才能做出正确诊断。

3.3.2.4 诊断

根据典型临床症状,结合X线胸片所见,诊断多不困难。根据急性起病,发热,咳嗽,气促,肺部固定性的中、细湿啰音,胸部影像学有肺炎的改变均可诊断为支气管肺炎。

3.3.2.5 治疗

采用综合治疗,原则为控制炎症、改善通气功能、对症治疗、防止和治疗并发症。

(1)护理

病室应保持空气流通,室温维持在20℃左右,湿度以60%为宜。给予足量的维生素和蛋白质,经常饮水及少量多次进食。保持呼吸道通畅,及时清除上呼吸道分泌物,经常变换体位,减少肺瘀血,以利炎症吸收及痰液的排出。为避免交叉感染,轻症肺炎可在家中或门诊治疗,住院患儿应尽可能将急性期与恢复期的患儿分开,细菌性感染与病毒性感染分开。

(2)氧气疗法

有缺氧表现,如烦躁、口周发绀时需吸氧,多用鼻前庭导管给氧,经湿化的氧气的流量为 0.5~1 升/分,氧浓度不超过 40%。新生儿或婴幼儿可用面罩、氧帐、鼻塞给氧,面罩给氧流量为 2~4 升/分,氧浓度为 50%~60%。对氧疗患儿应至少每 4 小时监测 1 次体温、脉搏、呼吸次数和脉搏血氧饱和度。

(3)抗感染治疗

①抗菌药物治疗:原则:根据病原菌选用敏感药物;在使用抗菌药物前应采集合适的呼吸道分泌物进行细菌培养和药物敏感试验,以便指导治疗;在未获培养结果前,可根据经验选择敏感的药物;选用的药物在肺组织中应有较高的浓度;早期用药;联合用药;足量、足疗程。重者患儿宜静脉联合用药。

社区获得性肺炎(CAP)抗菌药物治疗应限于细菌性肺炎、支原体肺炎和衣原体肺炎、真菌性肺炎等,单纯病毒性肺炎无使用抗菌药物指征,但必须注意细菌、病毒、支原体、衣原体等混合感染的可能性。3 个月以下儿童有沙眼衣原体肺炎可能,而 5 岁以上者支原体肺炎、肺炎衣原体肺炎比率较高,故均可首选大环内酯类,尤其是新一代大环内酯类,其抗菌谱广,可以覆盖大部分儿童 CAP 病原菌。对 4 月龄~5 岁进行 CAP 抗菌药物治疗,尤其重症患儿时,应考虑病原菌是对大环内酯类耐药肺炎链球菌,可首选大剂量阿莫西林或头孢菌素。

真菌感染应停止使用抗生素及激素,选用制霉菌素雾化吸入,亦可用克霉唑、氟康唑或二性霉素 B。

②抗病毒治疗:流感病毒:奥斯他韦、扎那米韦和帕那米韦是神经氨酸酶的抑制剂,对流感病毒 A 型、B 型均有效。金刚烷胺和金刚乙胺是 M2 膜蛋白离子通道阻滞剂,仅对 A 型流感病毒有效。

利巴韦林(病毒唑)可滴鼻、雾化吸入、肌注和静脉点滴,可抑制多种 RNA 和 DNA 病毒;α-干扰素(IFN-α),5~7 天为一疗程,亦可雾化吸入。更昔洛韦即丙氧鸟苷,是儿童巨细胞病毒感染的一线用药。

(4)对症治疗

①气道管理:及时清除鼻痂、鼻腔分泌物和吸痰,以保持呼吸道通畅,改善通气功能。气道的湿化非常重要,有利于痰液的排出,雾化吸入有助于解除支气管痉挛和水肿。分泌物堆积于下呼吸道,经湿化和雾化仍不能排除,使呼吸衰竭加重时,应行气管插管以利于清除痰液。严重病例宜短期使用机械通气(人工呼吸机)。接受机械通气者尤应注意气道湿化、变换体位和拍背,保持气道湿度和通畅。

②腹胀的治疗:低钾血症儿童,应补充钾盐。中毒性肠麻痹时,应禁食和胃肠减压,亦可使用酚妥拉明加 5% 葡萄糖 20 ml 静脉滴注,最大量≤10 毫克/次。

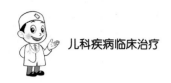

③其他:高热患儿可用物理降温,如35%酒精擦浴;冷敷,冰袋放在腋窝、腹股沟及头部;口服对乙酰胺基酚或布洛芬等。若伴烦躁不安可给予氯丙嗪、异丙嗪肌注,或苯巴比妥肌注。

(5)糖皮质激素

糖皮质激素可减少炎症、渗出,解除支气管痉挛,改善血管通透性和微循环,降低颅内压。使用指征为:

①严重憋喘或呼吸衰竭。

②全身中毒症状明显。

③合并感染中毒性休克。

④出现脑水肿。

上述情况可短期应用激素,可用琥珀酸氢化可的松或用地塞米松加入瓶中静脉点滴,疗程3~5天。

3.4 小儿哮喘

哮喘是一种严重危害小儿身体健康的常见慢性呼吸道疾病,其发病率高,常表现为反复发作的慢性病程,严重影响了患儿的学习、生活及活动,影响儿童青少年的生长发育。哮喘小儿男女比例为1.738:1。起病或急或缓,婴幼儿哮喘发病前往往有1~2天的上呼吸道过敏的症状,包括鼻痒、喷嚏、流清涕、揉眼睛、揉鼻子等表现并逐渐出现咳嗽、喘息。小儿起病往往较突然,常以阵咳开始,继而出现喘息、呼吸困难等。

3.4.1 小儿哮喘概述

3.4.1.1 疾病描述

哮喘是一种严重危害儿童身体健康的常见慢性呼吸道疾病,其发病率高,常表现为反复发作的慢性病程,严重影响了患儿的学习、生活及活动,影响儿童青少年的生长发育。不少小儿哮喘患者由于治疗不及时或治疗不当最终发展为成人哮喘而迁延不愈,肺功能受损,部分患者甚至完全丧失体力活动能力。严重哮喘发作,若未得到及时有效治疗,可以致命。有关哮喘的定义、病因学、发病机制、免疫学、病理生理学及诊断和治疗原则等,儿童与成人基本上相似,但儿童和成人哮喘在某些方面仍然存在着差异。哮喘儿童正处于智能、身体、心理及免疫系统等不断生长发育过程,尤其在免疫学和病理生理学等方面,儿童哮喘有其特殊的方面。应充分理解儿童哮喘的特点,充分利用其不断发展及演变的动态特点,予以积极早期治疗,从而防止儿童哮喘发展为成人哮喘。

3.4.1.2 症状体征

起病或急或缓,婴幼儿哮喘发病前往往有1~2天的上呼吸道过敏的症状,包括鼻痒、喷嚏、流清涕、揉眼睛、揉鼻子等表现并逐渐出现咳嗽、喘息。年长儿起病往往较突然,常以阵咳开始,继而出现喘息、呼吸困难等。

(1)急性发作时症状与体征

哮喘急性发作时的主要症状有咳嗽、咳痰或痰鸣、喘息、呼吸困难、胸闷等。典型的表现是发作性伴有哮鸣音的呼气性呼吸困难。轻度发作时多数以发作性咳嗽和胸闷为主要表现。严重发作时患儿烦躁不安,端坐呼吸,耸肩喘息,面色苍白,鼻翼扇动,口唇及指甲青紫,全身冒冷汗,说话时字词不能连续。"三凹征"明显,胸腹反常运动,胸廓膨隆,叩诊呈过清音,呼气延长,多数有广泛的呼气相为主的哮鸣音。如气道阻塞严重,呼吸音可明显减弱,喘鸣音反而减弱甚至消失。心率增快,可出现颈静脉怒张、奇脉等体征,严重病例可并发心力衰竭从而出现肺底广泛中、小水泡音,肝脏肿大及水肿等。哮喘急性发作症状可经数小时至数天,用支气管扩张药治疗缓解或自行缓解。

(2)发作间歇期症状及体征

间歇期多数患儿症状和体征全部消失。部分病人有自觉胸闷不适,肺部听诊呼吸音减弱,但常无哮鸣音。哮喘的发病特征包括:

①发作性:当遇到诱发因素时突然发作或呈发作性加重。

②时间节律性:常在夜间及凌晨发作或加重。

③季节性:常在秋冬季节发作或加重。

④可逆性:平喘药通常能够缓解症状,可有明显的缓解期。认识这些特征,有利于哮喘的诊断与鉴别诊断。

3.4.1.3 病理生理

多数认为哮喘与变态反应、气道炎症、气道反应性增高及神经等因素相互作用有关。有关哮喘的定义、病因学、发病机制、免疫学、病理生理学及诊断和治疗原则等,儿童与成人基本上相似,但儿童和成人哮喘在某些方面仍然存在着差异。哮喘儿童正处于智能、身体、心理及免疫系统等不断生长发育过程,尤其在免疫学和病理生理学等方面,儿童哮喘有其特殊的方面。

世界各地哮喘的发病率在0.1%~32%之间,差异接近300倍,其原因可能与遗传基因、年龄、地理位置、气候、环境、种族、工业化、城市化、室内装修、生活水平、饮食习惯等有关。

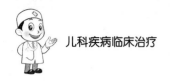

3.4.2 诊断

详细询问病史(包括发病诱因、发病的次数、每次发作的持续时间、发作的时间规律及季节性、既往治疗措施及对治疗反应等)了解本人及家族的过敏史,结合患儿发作时呼气性呼吸困难,肺部听诊呼气相延长,闻及呼气相哮鸣音,诊断并不困难。肺通气功能检查、气道反应性测定或支气管扩张试验有助于哮喘的诊断及严重程度判断,但年幼儿童难以配合,故受一定限制,此外皮肤变应原试验也可辅助诊断。

3.4.2.1 儿童哮喘诊断标准

(1)婴幼儿哮喘诊断标准

①年龄 <3 岁,哮喘发作≥3 次。

②发作时双肺闻及呼气相哮鸣音,呼气相延长。

③具有特应性体质,如过敏性湿疹、过敏性鼻炎等。

④父母有哮喘病等过敏性史。

⑤除外其他引起喘息的疾病。

凡具有以上①、②、⑤条即可诊断哮喘。如喘息发作 2 次,并具有第②、⑤条,诊断为可疑哮喘或喘息性支气管炎,如同时具有第③和(或)第④条时,可考虑给予哮喘治疗性诊断。

(2)儿童哮喘诊断标准

①年龄≥3 岁,喘息呈反复发作者(或可追溯与某种变应原或刺激因素有关)。

②发作时双肺闻及以呼气相为主的喘鸣音,呼气相延长。

③支气管扩张剂有明显疗效。

④除外其他引起喘息、胸闷和咳嗽的疾病。

对各年龄组疑似哮喘同时肺部有哮鸣音者,可作以下任何一项支气管扩张试验:

①用 β_2 受体激动药的气雾剂或溶液雾化吸入(剂量及方法参考上述支气管扩张试验)。

②1‰肾上腺素皮下注射 0.01 ml/kg,每次最大量不超过 0.3 ml。在作以上任何一项试验后 15 min,如果喘息明显缓解及肺部哮鸣音明显减少,或 FEV1 改善≥15%,支气管扩张试验阳性,可作哮喘诊断。

(3)咳嗽变异性哮喘(CVA)诊断标准

①咳嗽持续或反复发作 >1 个月,常在夜间和(或)清晨发作,痰少,与闻到刺激性气味、气候改变、运动等有关。

②临床无感染征象,或经较长期抗生素治疗无效。

③有个人过敏史或家族过敏史,变应原皮试阳性可辅助诊断。

④存在气道高反应性(支气管激发试验阳性),支气管扩张试验阳性或 PEF 日变异率或周变异率≥15%。

⑤支气管扩张剂和(或)糖皮质激素治疗可使咳嗽发作缓解(基本诊断条件)。

3.4.2.2　哮喘的分期及严重度分级

哮喘的分期:哮喘病程可分为急性发作期及缓解期。哮喘急性发作是指气促、咳嗽、胸闷等症状突然发生或加重,常有呼吸困难和喘鸣,伴有呼气流量降低。缓解期系指经过治疗或未经治疗症状、体征消失,肺功能恢复到急性发作前水平,并维持 4 周以上。

哮喘病情的评价:哮喘患者的病情评价应分为 2 个部分:

(1)非急性发作期病情的总评价

许多哮喘患者即使就诊当时没有急性发作,但在相当长的时间内总是不同频度和(或)不同程度地出现症状(喘息、咳嗽、胸闷),因此需要依据就诊前一段时间的发作频率、严重程度、需用药物和肺功能情况对其病情进行总的评价。当患者已经处于规范化分级治疗期间,哮喘病情严重程度分级则应根据目前的临床表现以及目前每天治疗方案的级别进行综合判断。该分级方法反映了哮喘患者对采用的治疗方案的反应情况,即反映了病情控制情况,以此对选用的治疗方案适时进行调整(升级或降级)。

(2)哮喘急性发作时严重程度的评价

对哮喘急性发作病情严重程度做出正确评估,是给予及时有效治疗的基础。对重症哮喘的认识,是避免哮喘引起死亡的关键。

3.4.2.3　实验室检查

(1)支气管激发试验检查

患者的气道反应性。目前临床上采用非特异性激发试验,以吸入组胺、醋甲胆碱、高渗盐水等方式激发,通常以使 FEV1 下降 20% 的累积吸入激发剂量(PD20FEV1)或浓度(PC20FEV1)来表示。

(2)支气管扩张试验

可逆性气道阻塞是哮喘的特征之一,支气管扩张试验是评价气道阻塞可逆程度的检查。用定量气雾剂(MDI)吸入沙丁胺醇 200 μg 或特布他林 500 μg,或使用电动或氧动雾化器雾化吸入沙丁胺醇或特布他林水溶液,剂量为 0.15 mg/kg,用生理盐水稀释至 3 ml。吸入 β_2 受体激动药后 15minEFV1(PEF)增加 15% 以上为阳性,适用于发

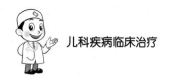

作期,FEV1 <70% 正常预计值的患者。

(3)最大呼气流量(PEF)变异率监测

包括日变异率及周变异率监测。PEF 变异率 =（PEF 最大值 - PEF 最小值）/[（PEF 最大值 PEF 最小值)1/2]×100%。计算日变异率要求测定清晨 6 ~ 8 时及晚上 6 ~ 8 时 PEF;计算周变异率要求测定每天清晨及晚上 PEF 变异率≥20% 是支持哮喘的有力证据。

3.4.2.4 其他辅助检查

肺通气功能、血气分析、胸部 X 线等有助于了解哮喘严重程度及有否合并肺不张、气胸或纵隔气肿等并发症的存在。皮肤变应原试验及血清总 IgE 及特异性 IgE 检测也有辅助诊断意义。

3.4.2.5 鉴别诊断

由于哮喘的临床表现并非哮喘特有,所以在建立诊断的同时,需要除外其他疾病所引起的喘息、胸闷和咳嗽。

(1)心源性哮喘

心源性哮喘常见于左心衰竭,发作时的症状与哮喘相似,但心源性哮喘多有风湿性心脏病和先天性心脏病等病史和体征。阵发咳嗽,常咳出粉红色泡沫痰,两肺可闻广泛的水泡音和哮鸣音,左心界扩大,心率增快,心尖部可闻奔马律。胸部 X 线检查时,可见心脏增大,肺瘀血征,心脏 B 超和心功能检查有助于鉴别。若一时难以鉴别可雾化吸入选择性 β₂受体激动药或注射小剂量氨茶碱缓解症状后进一步检查,忌用肾上腺素或吗啡,以免造成危险。

(2)肺结核

可表现为反复咳嗽、咳痰、气促等,如气道内膜结核可出现明显气喘,需与支气管哮喘鉴别。主要鉴别点为:TB 接触史;TB 慢性中毒症状;PPD 试验阳性;支气管激发试验阴性或 PEF 变异率 <15%;痰涂片找到抗酸杆菌,痰 TB ~ PCR 阳性,胸片、胸部 CT 检查,必要时作纤支镜检查可明确诊断。

(3)毛细支气管炎

多为呼吸道合胞病毒引起,多见于 3 岁以下尤其 6 个月以下婴幼儿。既往无反复发作史,本次起病急,先有上呼吸道感染症状,逐渐出现喘憋、呼气性呼吸困难。主要体征:呼气延长,呼气相喘鸣音及细湿啰音。胸片:弥漫性肺气肿及斑片状阴影。吸入 β₂受体激动药及全身使用激素疗效不确切。病毒病原学检测可确诊。

(4)肺炎支原体肺炎

由肺炎支原体引起的肺部炎症,主要临床表现为刺激性干咳,一般没有明显呼吸困难,症状可延续 2~3 个月,主要与 CVA 鉴别。主要鉴别点:既往无反复咳嗽、气喘病史,本次常以鼻塞、流涕、发热、咳嗽等呼吸道感染症状起病,然后咳嗽迁延不愈。胸片可见斑片状或云雾状阴影,可为游走性。冷凝集试验≥1/64 阳性或肺炎支原体抗体阳性。大环内酯类抗生素治疗有效。

(5)气道异物

既往无反复咳喘史,本次发病前常有进食过程中呛咳或明确异物吸入史,体检常有呼吸音不对称,病侧呼吸音减弱、触觉语颤减弱和局部哮鸣音等体征。胸片、胸部CT 可协助诊断。纤支镜检查可明确诊断并同时作异物取出术。

(6)胃—食管反流(GOR)

GOR 是由于胃内容物反流入食管使食管下端的感受器受到刺激而引起发作性或持续性咳嗽,GOR 可以是慢性咳嗽的唯一或主要原因。病人可有反流症状如胃灼热、上腹饱胀感等,但 75% 病人可无典型反流表现,仅表现为慢性咳嗽,支气管激发试验阴性或 PEF 变异率 <15%,抗哮喘治疗效果不佳。24 h 食管 pH 值监测显示食管电极的 Demeester 积分≥14.72,反流与咳嗽的症状相关概率≥95%,抗反流治疗有效可助诊断。

(7)鼻后滴漏综合征(PNDs)

可表现为发作性或持续性咳嗽,是慢性咳嗽的常见原因之一,应与 CVA 鉴别。PNDs 常有鼻炎、鼻窦炎的病史,有鼻后滴流和(或)咽后壁黏液附着感,检查发现咽后壁有黏液附着、鹅卵石样观,鼻窦炎者鼻窦片或鼻窦 CT 可见鼻窦黏膜增厚 >6 mm 或窦腔模糊不清或有液平,经治疗(如鼻吸入糖皮质激素、鼻血管收缩剂、鼻窦炎加用抗生素)后咳嗽症状缓解。

(8)嗜酸性粒细胞性支气管炎(EB)

目前有关 EB 是单独的疾病还是哮喘的早期表现尚未明确,其主要临床表现为慢性咳嗽,胸部 X 线检查无特殊发现,肺通气功能检查正常,支气管激发试验阴性,PEF变异率正常。诱导痰中嗜酸性粒细胞 >3%,口服或吸入皮质激素治疗有效可助诊断。

(9)过敏性肺泡炎

是由于吸入有机粉尘等变应原所致的肺肉芽肿性炎症性疾病,可表现为反复发作的咳嗽、呼吸困难等,胸部 X 线检查无特异性,主要表现为双下肺浸润性改变,肺弥散功能下降,支气管激发试验或舒张试验阴性,PEF 变异率正常,无嗜酸性粒细胞及 IgE

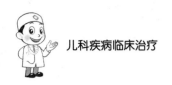

增加。特殊环境或职业接触史,血清中相应变应原特异性抗体阳性可助诊断。

(10)弥漫性细支气管炎

是一种主要累及呼吸性细支气管的弥漫性疾病,可由于吸入性损伤(有毒气体、烟雾、矿物质微粒等)、感染、药物等引起,部分病人为特发性。临床上表现为咳嗽、咳痰、喘息、气促,症状常较持续,双肺广泛哮鸣音及捻发音。支气管扩张试验阴性或PEF变异率<15%,平喘治疗效果不确切。

(11)癔症(歇斯底里)

是大脑皮质暂时性功能失调所致的一种功能性疾病。常具有"歇斯底里"性格(情感强烈多变、自我中心、表现欲强烈、幻想力丰富、言行举止夸张往往具有戏剧色彩),女性多见。临床表现多样,包括精神和(或)躯体方面症状,突发突止,可表现为发作性"气促"或"气喘"常于受精神刺激后发病,家人的过分关心或过度紧张可使症状诱发或加重,发作时肺部无异常体征,胸片等检查无异常,支气管激发试验阴性或PEF变异率<15%,可经暗示治疗缓解。

3.4.3 治疗方案

尽管哮喘的病因及发病机制尚未完全阐明,但只要按照GINA和中国哮喘防治指南的治疗方案规范地长期治疗,绝大多数患儿的哮喘症状能得到理想的控制,减少复发乃至不发作,能与正常儿童一样生活、学习和活动。

3.4.3.1 哮喘治疗的目标

尽可能控制哮喘症状,包括夜间症状。

使哮喘发作次数减少,甚至不发作。

维持肺功能正常或接近正常。

β_2受体激动药用量减至最少,乃至不用。

药物的副作用减至最少,甚至没有。

能参加正常的活动,包括体育锻炼。

预防发展为不可逆气道阻塞。

预防哮喘引起死亡。

上述治疗目标的意义在于强调:①应该积极地治疗,争取完全控制症状。②保护和维持尽可能正常的肺功能。③避免或减少药物的不良反应。为了达到上述目标,关键是制订合理的治疗方案和坚持长期治疗。吸入疗法是达到较好疗效和减少不良反应的重要措施。

3.4.3.2 急性发作的治疗

(1)治疗目的

①尽快缓解气道阻塞。

②纠正低氧血症。

③维持合适的通气量。

④恢复肺功能,达到完全缓解。

⑤预防进一步恶化或再次发作。

⑥防止并发症。

⑦建立系统长期的治疗方案,争取达到长期稳定。

(2)治疗措施

①一般措施:纠正低氧血症:严重的低氧血症可导致多器官功能损害,甚至死亡。应尽快吸氧(鼻管或面罩),通常需要吸入比较高的氧流量才能纠正低氧血症,使血氧饱和度达到95%以上。

注意液体补充,避免痰液黏稠。但补液量不宜过多,以免诱发急性肺水肿。

监测血钾浓度:糖皮质激素及β$_2$受体激动药均可引起低钾血症,故用药过程中应监测血钾浓度,根据血钾水平予以补钾。

②迅速缓解气道痉挛:β$_2$受体激动药:首选雾化吸入作为第一线治疗。

常用药物:0.5%沙丁胺醇或0.25%特布他林雾化液。

剂量:每次150 μg/kg,每次最高剂量为5 mg,加生理盐水至总容量为3 ml。

给药方法:用高流量氧气(6 L/min 以上)或压缩空气驱动(有低氧血症者强调用氧气驱动)进行雾化吸入。

注意事项:吸入频度及间隔时间取决于发作的严重程度及对初始治疗的反应,重度及危重发作者目前主张高剂量、短时间间隔雾化吸入短效 β$_2$受体激动药(高剂量是指每次吸入沙丁胺醇150 μg/kg 或特布他林300 μg/kg;短时间间隔是指开始治疗1~2 h 可每20分钟雾化吸入一次,甚至持续雾化吸入),好转后逐渐延长间隔时间,视病情需要改为每1~6小时一次。在无条件进行雾化治疗时,可用沙丁胺醇定量气雾剂或特布他林定量气雾剂加储雾罐吸入,对于轻度及中度发作,沙丁胺醇气雾剂剂量为2~4喷/次,而重度及危重发作时,通常需要加大剂量,儿童可用至每公斤体重1喷,最大剂量为每次10喷。静脉注射β$_2$受体激动药的支气管扩张作用并不优于吸入药物,且易产生手颤、心率增快、心律失常等不良反应,故不宜常规使用,仅用于:哮喘严重发作,已出现呼吸浅弱,甚至昏迷或呼吸心搏骤停;经雾化吸入足量β$_2$受体激动药

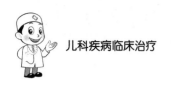

加抗胆碱能药物及全身使用皮质激素未能控制喘息症状者。静脉滴注沙丁胺醇推荐剂量为 $0.1 \sim 0.2$ μg/(kg/min)。在无上述药物的医疗单位,可使用肾上腺素 $0.01 \sim 0.02$ mg/kg 皮下注射,但有明显的心率增快,血压升高等不良反应,而且维持作用时间短(<1 h)。

抗胆碱能药物:吸入抗胆碱能药物的支气管扩张作用不如 β_2 受体激动药,且起效慢,故不推荐单独使用。但在吸入 β_2 受体激动药的同时,联用抗胆碱能药物可增强支气管扩张作用并延长作用时间,通常不会增加不良反应。

常用药物:0.025% 异丙托溴铵(溴化异丙托品)雾化液。

剂量:儿童每次 $5 \sim 10$ μg/kg(因雾化吸入异丙托溴铵安全性好,故可按 <4 岁每次 0.5 ml,>4 岁每次 1 ml 粗略计算)。

给药方法:加入 β_2 受体激动药中同时雾化吸入,每 $4 \sim 6$ 小时 1 次。

注意事项:对重度及危重哮喘发作开始治疗时如需每 20 分钟吸入 1 次速效 β_2 受体激动药,则前 3 次均联用异丙托溴铵(溴化异丙托品),能取得更佳的临床效果。轻度哮喘急性发作一般仅需单独吸入 β2 受体激动药,而中重度发作建议常规联用 β_2 受体激动药加抗胆碱能药物。

茶碱:茶碱在哮喘急性发作中的作用一直有争议。目前认为,在吸入足量 β_2 受体激动药的基础上再用茶碱不能增加支气管扩张效果,却有增加副作用的危险,通常在急诊室治疗的前 4 h 不推荐使用。但对于因重度及危重哮喘发作而需住院的病人建议静脉使用氨茶碱。

常用药物:氨茶碱。

剂量:5 mg/kg,最大剂量为 250 mg 加入葡萄糖溶液中,缓慢静脉注射(注射时间不得少 20 min),继之以 $0.5 \sim 1$ mg/(kg/h)的速度静脉滴注维持,每天剂量控制在 $10 \sim 15$ mg/kg 以内。

注意事项:静脉使用茶碱前必须强调详细询问用药史,避免因重复使用而引起茶碱中毒。有条件的单位应该进行血茶碱浓度监测,指导临床用药剂量的调整。

糖皮质激素:哮喘急性发作时全身使用激素的指征:中、重度哮喘发作;对吸入 β_2 受体激动药反应不佳;已长期口服激素的基础上仍出现病情恶化;既往有因哮喘急性发作而导致呼吸衰竭或需口服激素的病史。

常用药物:琥珀酸氢化可的松、甲泼尼龙。

剂量:琥珀酸氢化可的松 4 mg/kg,每 $6 \sim 8$ 小时 1 次或甲泼尼龙 $1 \sim 1.5$ mg/kg,每 $6 \sim 8$ 小时 1 次静脉滴注或注射。

注意事项:地塞米松因其半衰期长,对下丘脑～垂体～肾上腺轴的抑制作用较强,故不宜选用。激素的使用有利于症状的缓解和肺功能的恢复,一般在使用后 3～6 h 开始有明显的平喘效果。应该连续使用至肺功能恢复到正常或个人最佳状态,而且 PEF 波动率正常后(通常在 1 周内)才开始减量停药。在减量停药过程中给予足量的吸入激素长期规律吸入。延误使用激素是哮喘死亡的重要危险因素。因此,对于有全身使用激素指征者强调及时、足量使用。

③人工通气:人工通气是抢救严重哮喘发作引起的呼吸衰竭的重要手段。目前尚未有公认的插管通气的指征。参考的插管通气指征:呼吸停止;血流动力学不稳定;进行性呼吸性酸中毒;顽固性低氧;神志改变;极度疲劳。综合判断和动态观察治疗后的变化更有利于准确判断插管的合理时机。在综合判断时要注意下列因素:

神志状态:极度疲劳状态、嗜睡、意识模糊,甚至呼吸减慢,节律不规则时,应立即进行人工通气。切忌等到呼吸心脏停搏才考虑气管插管人工通气。

治疗后的反应:严重哮喘发作经积极系统治疗后病情进一步加重,应及早插管通气。

严重呼吸困难:如果主要表现为呼吸费力,而无明显疲劳或衰竭状态,可以在积极使用平喘药物的同时,试用无创鼻(面)罩正压通气,可以延缓衰竭的发生,为平喘药物发挥作用争取时间。但应用无创正压通气后有加重迹象者,应尽快插管。

发作的形式:快速起病的严重喘息,通常可通过积极的平喘治疗而缓解;慢性反复喘息和长期应用平喘药物的基础上的急性加重,对平喘药物反应较差,缓解也比较缓慢,所以宜尽早插管。

④其他的治疗及注意事项:抗生素并非治疗哮喘急性发作的直接措施,仅用于有发热、黄脓痰等提示合并感染的病人;纠正严重酸中毒和调整水电解质平衡,合并代谢性酸中毒时,应适当补碱;综合治疗:包括气道护理、胃黏膜保护等;吸入黏液溶解剂对治疗哮喘发作无明显效果,在重症发作中还可加重咳嗽或气流受限;在哮喘急性发作时,无机械通气条件下禁用镇静剂。

(3)推荐的程序化、规范化治疗方案

①小儿哮喘急性发作时家庭程序化、规范化治疗方案。

②无潜在生命危险儿童哮喘急性发作的处理程序。

③4S 清肺平喘疗法由军事医学科学研究院、国际科学研究院等多位专家历经 30 多年联合研发形成的一套全方位、多立体的综合治疗体系。疗法包括清肺净肺、PI 活肺治疗、自主神经综合平衡和军科细胞免疫技术四大步骤,其中军科细胞免疫技术是

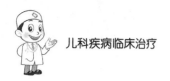

多位专家在2008年诺贝尔医学奖DC细胞技术基础上独创的治疗手段,它直击哮喘病的发病根源——炎症细胞,利用特定的靶向免疫激活技术抑制和清除哮喘发病根源,真真正正防止哮喘反复发作。

(4)治疗效果

①当天症状缓解。咳嗽、气喘、呼吸困难、胸闷等症状缓解。

②3天内炎症消除、症状消失,肺部和气道功能恢复。

③5~7天,免疫增强,炎症细胞消失,呼吸畅通,临床治愈不复发。

3.4.3.3　负离子吸入治疗

临床研究发现:小粒径负氧离子在改善肺泡的分泌功能及肺的通气和换气功能具有不错效果,有利于肺气肿患者的治疗和养护。由于生态负离子活性高,能直接作用于气管黏膜上皮的纤毛运动,影响上皮绒毛内呼吸酶的活性,改善肺泡的分泌功能及肺的通气和换气功能,从而具有增加肺活量、调整呼吸频率、镇咳等功效,减轻肺部损伤。

在《空气负离子在医疗保健与环保中的应用》一书中收录了大量空气负离子对哮喘、支气管炎等呼吸系统疾病的临床实验及研究文献:解放军庐山疗养院就该院收治的60例支气管哮喘者患者进行淋浴负离子健身疗法,实验结果表明:负离子对支气管哮喘有一定的防治作用。

3.4.3.4　生物磁疗对小儿哮喘的治疗

磁疗原理:磁性是物质的属性之一。人体也具有一定的磁性,现已发现人脑、心脏、皮肤和其他器官的电流活动都产生有磁场,磁疗,以磁场作用于人体治疗疾病的方法。磁场影响人体电流分布、荷电微粒的运动、膜系统的通透性和生物高分子的磁矩取向等,使组织细胞的生理、生化过程改变,产生镇痛、消肿、促进血液及淋巴循环等作用。阻断肺部疾病的发展,恢复气管和肺部功能,同时磁疗是利用人造磁场(外加磁场)施加于人体的经络、穴位和病变部位疏通经络、活血化瘀、促进血液循环降低毛细血管的通透性,促使炎的吸收和消散从而很好的治疗肺部和气管的炎症。它是一种简单有效的科学方法,也包括口服和外用的磁性药物。目前国内常用哮喘治疗带体利用钕铁硼高科技生物磁场及纳米远红外线的双重作用起到消炎镇痛的作用,具有作用速度快、安全、方便使用的优势。

3.4.3.5　磁药叠加调节免疫疗法对小儿哮喘的治疗

磁药叠加调节免疫疗法通过辨证论治理论,针对每位患者的体质特征和症状差异,因证而异的选取不同穴位方剂制订不同方案,主要通过针灸、拔罐、熏蒸、中药敷贴等多种手法相结合治疗。

3.4.4 预后及预防

3.4.4.1 预后

影响小儿哮喘预后的因素很多,主要包括病人年龄、遗传因素、病史长短治疗是否及时等,但是更重要的是哮喘严重程度,是评价该病预后最重要指标。

3.4.4.2 预防

哮喘的临床特点是反复发作,积极主动的预防比治疗更重要。多数重症哮喘发作是可以预防的。预防的措施包括:

避免发作的诱发因素。认识和避免诱因对预防发作有积极的意义。尽管部分患者的急性发作找不到明确的诱发因素,但对于每一次发作,都应该询问有可能的诱因,如:变应原、药物、病毒感染、不规范或不依从治疗等。

制订合理的治疗方案。为了避免或减少急性发作,治疗上要注意:①急性发作期或开始治疗时,应有强化治疗阶段,使哮喘症状尽快控制和肺功能尽快恢复到最佳状态,逐渐过渡到稳定期的治疗,这样有利于病情的长期稳定。②建立长期治疗方案,长期规律应用吸入激素是第一线的基础治疗。对于中重度患者,除增加吸入抗炎药物的剂量外,宜联合吸入长效 β_2 受体激动药、口服小剂量茶碱、白三烯调节剂等药物。联合用药时能明显提高疗效,并可减少单药的剂量,从而减少不良反应。

选择最佳吸入方法,并定期检查吸入方法的正确性和长期用药的依从性吸入方法有定量气雾剂(MDI)、干粉吸入剂和以压缩氧气或空气为动力的雾化吸入。临床医生应根据病人的年龄、哮喘病情严重程度及家庭经济条件等选择合适的吸入装置。雾化吸入效果最确切,适用于各年龄段的儿童,但具有费用高、携带不方便及每次吸入时间较长等不足。婴幼儿因不能正确掌握其吸入方法,家庭经济条件允许者可首选该种吸入方法。MDI 在临床上最常用,MDI 的使用需要病人掌握较为复杂的吸入技术,需要医务人员认真指导和定时检查使用方法,才能保证疗效。儿童常难以掌握正确的吸入方法,故使用 MDI 吸入药物时建议常规加用储雾罐,可保证吸入效果并可减少雾滴在口咽部沉积引起局部不良反应。干粉吸入剂仅适用于 5 岁以上经指导后能掌握正确使用方法的儿童。在随诊过程中,应定期检查患儿吸入方法,确保吸入方法的正确性。另外,在慢性病的长期治疗中,依从性是重要的问题,尤其是儿童及老年患者,不按照医嘱用药者超过 30%。在每次随诊中询问实际用药情况和解释长期治疗(尤其是吸入激素)的重要性,是提高依从性的关键。

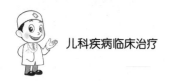

病人的教育和管理。哮喘患者的教育和管理是提高疗效、减少复发、提高患者生活质量的重要措施。根据不同的对象和具体情况,采用适当的、灵活多样的、为患者及其家属乐意接受的方式对他们进行系统教育,提高积极治疗的主动性,提高用药的依从性,才能保证疗效。

其他预防措施。对于明显过敏体质的患者,可试用特异性免疫治疗(脱敏疗法),部分病人有明显改善病情的作用。有报道采用卡介苗多糖核酸治疗有助于减少发作。

3.4.5　小心小儿哮喘治疗的误区

哮喘是属于变态反应性疾病的一种,变态变化,又称超敏反应或过敏反应,大多数哮喘都属于这一类型,它主要是由于机体接触某种抗原物质,如尘埃,螨,花粉,病毒,细菌,霉素等产生的一种抗体,这种抗体吸附在气管表面,当再次接触这种物质中,机体所产生的异常或过强的免疫反应,便会引起哮喘发作,此外还有少数属于内源性哮喘,是由于机体副交感神经兴奋或交感神经与受体兴奋下引起的哮喘。

哮喘的主要症状是:咳嗽,气急,喘憋,呼吸困难,严重时可出现"三凹征",其表现为胸骨上窝,肋骨间隙及剑突下,在吸气时凹陷,如不及时处理,可出现缺氧,口唇发绀,面色苍白,青紫等严重症状。哮喘病反复发作,有时会危及生命。

3.4.5.1　古代分一期治疗,现代分二期治疗

哮喘在古代虽然分为哮和喘两种病名,但都是针对喘息症状发作时来说的,也只是在发作的时候进行治疗。现代中医有了发展,把哮喘分成发作期和缓解期两个时期,在治疗上发作期以驱邪为主,缓解期则扶正固本。王教授则把哮喘分为三个时期治疗,即发作期、缓解期和稳定期。稳定期是患儿喘息缓解以后,没有临床症状的时期。多出了一个稳定期意义重大,小儿发作缓解以后继续治疗,培元固本,争取"去根",力争不再发作,最起码减少发作次数。稳定期的治疗一般 2~3 个月,有些顽固性病例要持续 6 个月左右。这种分三期治疗的方法,大大提高了小儿哮喘的治愈率。

3.4.5.2　重药轻防

在些家长片面地追求使用药物来控制哮喘的发作,而对哮喘发作的预防方面重视不够。患儿发病时急急火火地治疗,不喘之后认为好了,就不再管了,平常吃饭穿衣也不加以注意。王教授提出防治并重的原则,并且在哮喘的预防方面有独到的方法,他主张采用趣味游戏的办法,比如,做呼吸操、游泳、在水中游戏等候来增强小儿体质,提高小儿的免疫力,预防哮喘的发作。

3.4.5.3　过分强调冬病夏治

"冬病夏治"是中医治疗哮喘的特色疗法。哮喘多在气候寒冷的秋冬季节发作,

在炎热的夏季则较为少见。中医认为夏季少发是因为"正气盛",在此时"借正去邪",采用在"三伏天"穴位贴敷或中药内服的方法以求减少冬季哮喘的发作。王教授认为这种治疗方法并不是不好,但他更主张一鼓作气,在发作时治疗,治了好,好了还要治,"宜将胜勇追穷寇",力求最好的效果,这也就是他所强调的分期中的稳定期治疗。

3.4.5.4 有病有根无苗

一般中医认为哮喘发作即为病,其病因为根,苗为何物呢? 这其中涉及哮喘的诊断,西医诊断哮喘要有比较严格的年龄和发作次数的限制,许多有喘息症状的小儿达不到哮喘的诊断标准,被诊断为喘息性支气管炎或是毛细支气管炎。特别是毛细支气管炎,是小婴儿特有的疾病,独立于哮喘之外,但是有相当一部分病例会发展为小儿哮喘。王教授把小婴儿的毛细支气管炎定为哮喘的苗,列为重点观察对象,并且按照中医的"喘"来辨证论治。

3.4.5.5 重症状轻体质

西医治疗哮喘有一套十分规范的治疗方法,按照哮喘的发病程度分级分阶段治疗,这是对的,但这种治疗方法却忽视了每一个患儿具有不同体质的问题。王教授更注重个体化治疗,根据不同患儿的体质强弱,体形胖瘦用药。辨病和辨证相结合,既注重共性,也不忽视个性。

3.4.5.6 不分年龄,统一治疗

西医一旦诊断为哮喘,治疗原则统一,中医也只是根据患儿的体质辨证为热、寒、痰等证用药。王教授则把具有"喘息"表现的患儿分为三个年龄段进行治疗。婴儿哮喘,类同西医上的毛细支气管炎,辨证为毒,认为解毒是根本,止哮是关键,使用中药七叶一枝花,苦参等药物解毒,配以宣肺平喘;幼儿哮喘,类同西医的喘息性支气管炎,多是痰作祟,中药方中注意使用化痰药物。而儿童哮喘则以风为主,方药中加入除风止哮的地龙,全蝎,僵蚕等。

3.4.5.7 没有完整的治疗计划

哮喘发作期的治疗是一个短期的过程,但哮喘的治疗却是一个长期的过程,不论是西医治疗还是中医治疗都是如此。这里还是要谈到稳定期的治疗,对于哮喘的治愈十分关键。但有些家长没有耐心,哮喘发作缓解以后就不正规服药了,认为孩子不是好好的吗,吃药干什么,也有些是因为迫于经济原因不能长期治疗,这都会对患儿的预后大有害处,长此以往,这部分患儿发生肺源性心脏病、慢性阻塞性肺病的危险性很大,对患儿以后的生活、工作造成很大的影响。这里呼吁哮喘患儿的家长不要把眼光聚焦在发作期的治疗上,而要着眼于哮喘的整体、长期治疗上,争取患儿早日康复。

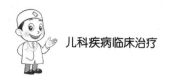

3.4.5.8 哮喘不用治,长大就好

现代医学的理论,有一部分哮喘的患儿随着年龄的增大,免疫力的增强,哮喘发作次数减少,症状减轻,甚至痊愈,国外一些医疗机构做的较大规模的调查结果的确是这样。但哮喘反复发作,势必会对呼吸系统造成损害,也对小儿的生长发育起到一定的影响。即使是症状轻的患儿未经治疗而自愈,等到这部分患儿年老以后如何还未可知。因此,王教授认为哮喘必须治疗,应分为以上三期规范治疗,尽量在患儿18岁以前治愈,因为成人哮喘治愈的可能性几乎为零。

3.4.6 小儿哮喘如何护理

3.4.6.1 体育锻炼

许多小儿支气管哮喘的病人,由于担心受凉、感寒后哮喘发作,心理上处于紧张状态,而对体育锻炼有所顾虑,结果体质下降,反而发病增多。其实,体育锻炼对本病患者大有好处,病人可以根据自己的体质情况适当选择运动方式。例如:从夏天起坚持冷水洗脸、洗脚甚至洗擦全身;每天坚持慢跑。

3.4.6.2 呼吸调整

经常唱歌:人在唱歌时,只能采用腹式呼吸。腹式呼吸能增大肺活量,减轻肺部压力。并且,唱歌还能振奋精神,激发体内潜力,使人从静止状态转入活动状态,同时心跳加快,肌肉紧张,有利于控制咳嗽。

做呼吸操:做呼吸操可以加强支气管功能,保持呼吸道通畅,增强抗病力,防止感染。方法是:采用平卧或站立位,两手放在上腹部,然后有意识地做腹式深呼吸;吸气时腹部隆起,呼气时腹部下陷;呼气时间比吸气时间长1~2倍,吸气用鼻,呼气用口;呼气时口唇紧缩作吹口哨的样子。同时可用两手按压上腹部,加强呼气力量,gF除肺中残留的废气。每次20~30分钟,每天1~2次。

3.4.6.3 避免诱发因素

专家指出,小儿支气管哮喘的发作,与致敏原有密切关系,发作过后,应细心寻找和分析诱发因素,尽可能加以避免。诱发因素主要是两个方面,一是过敏物质,如花粉、粉尘、皮毛、牛奶、鸡蛋、鱼、虾、螃蟹、油漆、药物等,每个病人有不同的致敏原,有的是一两种,有的多达几十种;另一个是身体和精神状态,如情绪不好、过度劳累、怀孕、月经前期等,甚至看到曾经引起哮喘的物质,就能引起精神刺激,反射性地发生哮喘。

4　小儿循环系统疾病

4.1　小儿心力衰竭

心力衰竭的定义是病理生理概念,即心力衰竭为心功能障碍,心输出量不能满足机体需要。临床上心力衰竭是各种心脏病的严重阶段,是一个综合征,由4部分组成:心功能障碍,运动耐力减低,肺、体循环充血,以及后期出现心律失常。心功能障碍是构成心力衰竭的必备条件,其他三部分是心功能不全代偿机制的临床表现。

4.1.1　小儿心力衰竭的病因

4.1.1.1　发病原因

诊断心力衰竭,首先应明确病因。心力衰竭在胎儿期即可发生,婴儿期较儿童期多见。

(1)婴儿期

婴儿期引起心力衰竭的主要病因为先天性心血管畸形,常见有室间隔缺损、完全性大血管转位、主动脉缩窄、动脉导管未闭及心内膜垫缺损。出生后即发生心力衰竭者以左室发育不良综合征、完全性大动脉转位最常见。心肌炎、重症肺炎、心内膜弹力纤维增生症及阵发性室上性心动过速为婴儿期发生心力衰竭的主要病因。近年川崎病发病数增多,为婴幼儿心力衰竭病因之一。

(2)儿童期

①常见病因:4岁以后儿童引起充血性心力衰竭的原因主要为风湿热及心肌病。风湿热引起心力衰竭的主要病变有二:急性心肌炎或心脏炎。遗留的慢性瓣膜病。在小儿时期以前者为主。心肌炎如病毒性心肌炎、白喉性心肌炎及急性链球菌感染所引

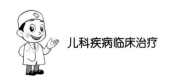

起的感染性心肌炎常发生急性充血性心力衰竭。严重贫血及维生素 B1 缺乏症等疾病,因影响心肌功能,可引起心力衰竭。克山病为我国地方性心肌病,可于儿童期发病,2 岁以前很少见,为流行地区心力衰竭的主要病因。小儿高原性心脏病多见于海拔 3 000 m 及以上的高原地区,初步认为高原低氧性毛细血管前肺小动脉收缩所致血管阻力增高是本病的发病原因。在青海高原,小儿患病率为 0.96%,较成人为高。移居人群第 1~3 代的患病率明显高于世居人群,尤以汉族对缺氧较敏感,到海拔2800 m以上即有发病者。主要临床表现为肺动脉高压和右室负荷过重。西藏及青海省 291 例临床报告,冬春季发病较高,以 1 岁以内婴儿多见。早期临床表现为夜间哭闹、气急和口周青紫。三尖瓣区出现持续存在的收缩期吹风样杂音并逐渐增强,肺动脉瓣区出现舒张期杂音者病情均较重,继之出现以右心为主的充血性心力衰竭症状。X 线检查可见肺动脉段膨隆,右心室增大及肺纹理增多。心电图呈右心室肥厚或双侧心室肥厚。呼吸道感染常为发病诱因。死亡主要原因为心力衰竭。此外,急速进入高原地区,可发生急性高原性肺水肿。起病急骤,经吸氧、镇静、利尿及静脉输注氨茶碱等治疗,可完全恢复。其他少见的病因如感染性心内膜炎、肺源性心脏病、维生素 B1 缺乏症、心型糖原贮积病及高血压等。静脉输液量过多或速度过快,可引起急性心力衰竭,尤其在营养不良的婴儿。急性心包炎、心包积液及慢性缩窄性心包炎均可引起静脉回流受阻,静脉淤积,心室舒张期充盈不足,心搏量下降,发生舒张功能衰竭。

②心衰诱因有感染:特别是呼吸道感染,左向右分流的先天性心血管畸形常因并发肺炎而诱发心力衰竭;风湿热为引起风湿性心脏病心衰的主要诱因过度劳累及情绪激动。贫血。心律失常:以阵发性室上性心动过速为常见。钠摄入量过多。停用洋地黄过早或洋地黄过量。

4.1.1.2 发病机制

心力衰竭的病理生理变化十分复杂,许多问题尚不清楚。心衰不仅是一个血流动力学障碍,同时是一组神经体液因子参与调节的有关分子生物学的改变过程。

(1)调节心功能的主要因素

心脏的泵功能是从静脉吸回血液后再射入动脉系统,维持心搏量以供应组织代谢需要。心排出量的调节取决于下列因素:

①容量负荷:又称前负荷。指回心血量或心室舒张末期容量,通常用舒张末压表示。依照斯塔林定律,在一定范围内心肌收缩力与心肌纤维长度成正相关。当心室舒张末容量增加时,心肌纤维拉长,心肌收缩力增强,心排出量增加。但容量超过临界水平,则心排出量反而减低。心室舒张末容量与舒张期充盈时间及心室顺应性有关。在

一定充盈压下,充盈时间长则心室舒张末期容量增加,心搏量增多。当心室顺应性下降时,改变舒张期压力与容量的关系,在任何容量下压力均升高,随之左房压升高,发生肺静脉充血,并可发生肺水肿。此外,舒张时心室僵硬,影响心室充盈,使心排出量受限。

②压力负荷:又称后负荷。即心室开始收缩射血时面临的阻抗。总外周阻力是左室后负荷的重要决定因素,可用血压表示。在心肌收缩力和前负荷恒定时,后负荷下降,心排出量增加;反之则减少。

③心肌收缩力:指心肌本身的收缩力,与心肌代谢及兴奋~收缩耦联过程有关,主要受交感神经系统调节。β受体兴奋时,心肌收缩力增强,心排出量增加。

④心率:与心脏传导系统的电生理特性及心脏自主神经调节有关。心排出量=心率×心搏量。心率变化可影响心搏量及心排出量。在一定范围内增快心率可提高心排出量。当心动过速,心率>150次/min,心室舒张充盈期短,充盈量不足,心搏量减少,心排出量因而下降。心动过缓,心率<40次/min,舒张期充盈已达极限,不能再提高心搏量,因而心排出量随之下降。

⑤心室收缩运动的协调性:心室收缩时,室壁运动协调可维持最大的心搏量。心肌缺血、发生炎症,可致室壁矛盾运动;心律失常可使房室运动不协调,均可导致心搏量下降。上述各因素中,前四项最为重要,若调节障碍,则导致心功能障碍,心排出量降低。

(2)心力衰竭的神经内分泌系统的调节机制

心肌损伤是发生心衰的基本原因。缺血、感染、毒素及机械性应力作用等均可损伤心肌,导致正常功能的心肌细胞数量减少;心排出量降低,从而激活心脏、血管及肾脏等一系列内稳态调节机制。心衰早期这些调节机制相互作用有利于提高心搏量,使心排出量在静息状态时能维持机体需要。随后转为不利因素,促进心衰发展,乃至出现心功能代偿失调的临床征象。

①交感神经系统:心排出量下降反射性兴奋交感神经,大量去甲肾上腺素和肾上腺素由交感神经末梢和肾上腺髓质释放到血循环中,血中儿茶酚胺水平升高,使未受损的心肌收缩力增强,心率加快,外周血管收缩,在心衰早期可部分代偿血流动力学的异常。但交感神经张力持续过度增高,将带来明显副作用:心肌代谢增加,氧耗加大;心肌β受体密度下调,心肌收缩力下降;外周血管收缩,致心脏后负荷过重,室壁应力增加和组织灌注不足;直接心肌毒性作用,引起心肌坏死;激活肾素血管紧张素醛固酮系统,进一步加重外周血管收缩及水钠潴留。

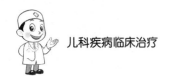

②内分泌系统:心肌损伤早期迅速激活循环内分泌系统,包括交感神经和肾素血管紧张素醛固酮系统等,使心功能取得代偿,临床不出现心衰征象。但上述内稳定调节机制继续进行,并激活心脏、血管和其他组织的自分泌和旁分泌。前者作用于自身细胞;后者为局部分泌,作用于邻近细胞。在心衰进展恶化过程中,自分泌和旁分泌起着重要作用。

肾素血管紧张素醛固酮系统(RAAS):RAAS的激活是一个主要的神经体液调节过程。心衰时,肾血流灌注降低及交感神经兴奋,刺激肾小球旁器释放肾素,是激活RAAS的主要机制。但心衰患者的低钠饮食和应用利尿药也是RAAS激活的重要因素。血液中肾素将肝脏分泌的血管紧张素原催化为血管紧张素Ⅰ,后者经肺部血管床转换酶(ACE)水解为血管紧张素Ⅱ(AngⅡ)。AngⅡ较NE有更强烈的收缩血管作用,并可刺激肾上腺皮质球状带增加醛固酮(Ald)分泌,引起水钠潴留和排钾、镁。另外,ACE和激肽酶Ⅱ是同一种酶,可催化缓激肽降解、失活,血浆缓激肽水平降低,使前列腺素E合成减少。后者有舒张血管作用,因而加重了血管收缩。持续RAAS的过度激活,可使心衰恶化。现已证实AngⅡ除强烈收缩外周血管外,尚可致心肌坏死和促进动脉粥样硬化;过多Ald促进钾、镁排出,致心律失常阈值下降,并有造成心肌胶原纤维沉积的作用。除循环内分泌系统外,心脏、血管及脑组织等存在自身的RAAS。当心脏超负荷时,室壁应力增加,激活心肌细胞内的AngⅡ与细胞膜AngⅡ受体结合,通过一系列分子生物学和生物化学过程,致心肌细胞基因表达异常,促进心衰恶化。

心房利钠肽(ANP):是心房肌合成的内分泌素,具有利钠、排尿、扩张血管和抑制RAAS作用。心衰时,外周血ANP水平较正常对照组高2～10倍。促使ANP释放的因素包括:心衰引起左、右房压力升高。心衰时细胞外液容量扩大,导致心房扩张。临床观察证明,外周血ANP水平与心衰严重程度呈正相关,病情好转,ANP水平迅速下降。心衰时,利钠肽活化可能是一种保护性神经内分泌机制,对过度的RAAS激活有对抗作用,对延缓病情进展,具有利作用。虽然,心衰恶化时伴有ANP分泌增多,但其作用减弱,可能系受体密度下降,分解亢进或肾血流减少之故。

生长激素(GH):近年研究GH是胚胎及小儿时期心脏发育和成人维持心脏形态和功能不可缺少的因素。GH由神经垂体分泌,其大部分作用是通过胰岛素样生长因子－1(IGF－1)介导。后者可在心脏内合成,在心肌内起旁分泌和自分泌作用。此外,其他组织产生的IGF－1也可作用于心肌组织。心肌内的GH受体表达高于其他组织。GH对心功能的直接作用有促进心肌组织生长,并调控心脏结构;增加心肌收缩力;改善能量转换为机械力的效应以及抑制心肌细胞凋亡。GH和IGF－1在心衰时的治疗作用尚在研究中。

内皮素(ET):血管内皮分泌血管活性物质,调节血管的收缩和舒张反应。内皮源的收缩血管活性物质有 ET 等,舒缓因子有一氧化氮(NO)和前列腺素(PGI2)。心衰时,心肌供氧不足,血管内皮损伤,其分泌血管活性物质及调节血管功能异常,主要表现为收缩血管物质分泌增多,而舒张血管物质分泌减少。临床研究表明心衰患者血液中内皮细胞增加及 ET 释放增多,其增加程度与心衰严重程度相平行。ET 有强烈血管收缩作用,可收缩阻力血管及冠状动脉,加重后负荷及心肌缺血,并有引起肺动脉高压和促进血管平滑肌、心肌细胞生长和增殖的作用。

血管加压素(AVP):心排出量下降,通过心血管压力感受器刺激神经垂体释放AVP。另外,循环中 AngⅡ 水平升高,也可促进 AVP 分泌。AVP 有收缩血管及抗利尿作用。

细胞因子:心衰病人免疫功能失调。研究证明许多细胞因子如肿瘤坏死因子-α(TNF-α)、白细胞介素-2、白细胞介素-6 等参与心衰的发展。临床观察表明心衰患者血液中 TNF-α 升高,并与心衰严重程度相关。TNF-α 还有抑制心肌收缩力和促进心肌细胞凋亡的作用。近年来,心衰时神经内分泌的研究在不断探索中,其目的在于寻找更为有效的治疗手段,控制心衰的发展,以延长患者寿命。

(3)心室重塑的调节机制

近年研究认为心室重塑是心衰过程中十分重要的部分,包括心室质量、心室容量、心室形态和结构的变化。其特征为心室收缩力日益减弱的同时心室逐渐扩大。心室重塑的机制不甚清楚,但与心肌细胞分子生物学和生物化学的改变以及内分泌、旁分泌及自分泌的调节作用密切相关。研究表明,当心脏超负荷时,心室应力增加,牵拉心肌细胞膜,激活细胞内的 AngⅡ,后者作为自分泌形式与细胞膜 AngⅡ 受体结合,进而通过细胞内三磷酸肌醇和二酰甘油途径激活蛋白激酶 C,促发转录和合成新的收缩蛋白;并作用于核内,启动原癌基因的转录和表达,进一步促进心肌细胞分裂和增生。上述过程使存活的心肌肥厚,但此类肥厚心肌的收缩蛋白基因表达异常,类似胚胎表型。这种胚胎型异构蛋白易于疲乏,使心肌细胞寿命短,加速心肌细胞衰竭。心肌细胞外基质改变,胶原蛋白沉着和纤维化在心室重塑中起重要作用,胶原损伤可发生在心肌坏死之前。研究表明 AngⅡ 和 Ald 激活,在促进胶原沉积和纤维化中起重要作用,导致心室进一步扩大。心室重塑是一个不良的适应过程,肥厚的心肌细胞和胶原纤维并不是正常的细胞,最终导致心衰恶化。新近研究表明,衰减的心肌细胞出现程控的细胞死亡,成为凋亡,在扩张型心肌病尤为明显,为导致心衰进展的重要因素。凋亡与坏

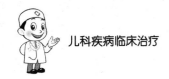

死不同,细胞凋亡不伴有炎症反应。凋亡是基因程控的耗能过程,由一系列密切相关的分子生物学与生物化学过程所组成。在衰竭的心脏,促进心肌细胞凋亡的因素包括一氧化氮、活性氧、细胞因子、缺氧及机械应力作用等。心肌细胞凋亡参与心衰时的心脏重塑。近年的动物实验证实:新生羊及幼羊的心脏储备功能较成年羊差。临床新生儿及小婴儿亦较年长儿易发生心力衰竭,其原因如下:

①肌节数量少,心肌收缩力弱。

②心肌结构未成熟,心室顺应性差。

③心排出量相对较多。初生儿为 300 ml/kg,青少年为 100 ml/kg。即在休息状态也需要较高的心排出量才能维持机体代谢需要。

④安静时心率快,婴儿为 120~140 次/min,通过增加心率和心排出量所产生的代偿功能有限。

4.1.2 小儿心力衰竭的症状

心力衰竭患者的症状及体征系代偿功能失调引起,并因原发心脏病及患儿年龄有所不同。出现交感神经兴奋、水钠潴留、肺循环及体循环静脉瘀血。年长儿心衰表现与成人相似。而新生儿及婴儿则迥然不同。新生儿早期表现常不典型,如嗜睡、淡漠、乏力、拒食或呕吐、体重增加不明显,有时单纯表现烦躁不安、心绞痛现象。这些非特异症状常被忽视。婴儿心力衰竭起病较急,发展迅速。心肌炎、心内膜弹力纤维增生症、阵发性室上性心动过速患儿,可突然出现烦躁不安、呼吸困难,吸气时胸骨上凹及肋缘下陷,呼吸加快至 60 次/min,甚至达 100 次/min;面色苍白,多汗,肢端冷,脉搏微弱,心率 >190 次/min,奔马律。肺部喘鸣,肝大。先天性心脏病左向右分流者,起病稍缓,喂养困难。吮奶时气促、多汗,常因呼吸困难而间断,甚至拒食。体重不增,烦躁,多汗,喜竖抱并伏于成人肩上;呼吸促,干咳;由于扩张的肺动脉或左房压迫喉返神经,患儿哭声变弱,声音嘶哑;心前区隆起,心尖冲动强,心动过速,肝大,肺部有喘鸣;颈静脉怒张及水肿均不明显,只能通过量体重判断有无水肿存在。

4.1.2.1 临床表现

心力衰竭患儿的典型临床表现可分 3 方面:

(1)交感神经兴奋和心脏功能减退的表现

①心动过速:婴儿心率 >160 次/min,学龄儿童 >100 次/min,是较早出现的代偿现象。心搏量下降的情况下,心动过速在一定范围内可提高心输出量,改善组织缺氧状况。

②烦躁不安:经常哭闹。

③食欲下降:厌食。

④多汗:尤其在头部,由于交感神经兴奋性代偿性增强引起。

⑤活动减少。

⑥尿少。

⑦心脏扩大与肥厚:X线可协助诊断,但对新生儿及婴儿应注意,其肥大胸腺可被误认为心影增大。

⑧奔马律:舒张期奔马律的出现是由于心室突然扩张与快速充盈所致,提示患儿严重心功能不良。

⑨末梢循环障碍:患儿脉搏无力,血压偏低。脉压变窄,可有奇脉或交替脉,四肢末梢发凉及皮肤发花等,是急性体循环血流量减少的征象。

⑩发育营养不良:由于长期组织灌注不良,热量摄入不足。

(2)肺循环瘀血的表现

婴幼儿心力衰竭常有呼吸功能障碍,见于左心衰竭或肺静脉阻塞病变。肺循环瘀血多发生在体循环瘀血即右心衰竭之前。

①呼吸急促:患儿由于肺静脉瘀血,肺毛细血管压力升高,发生肺间质水肿;此时呼吸频率加快,婴儿可高达 60 ~ 100 次/min。心力衰竭严重,产生肺泡及细支气管水肿者,呼吸困难加重,伴有三凹征。

②喘鸣音:小气道阻力增大产生喘鸣音,是婴儿左心衰竭的体征。应注意与毛细支气管炎、支气管哮喘及支气管肺炎相鉴别。患儿细支气管周围及其黏膜水肿,呼气受阻,可发生阻塞性肺气肿。

③湿性啰音:患儿肺泡聚积一定量液体出现湿性啰音,有时可见血性泡沫痰。婴儿期多听不到湿性啰音。

④发绀:当患儿肺泡积液影响气体交换时,可见发绀。若患儿原已存在 PaO_2 降低的先天性心脏病(如大动脉转位、肺静脉异位回流等),如发生肺静脉瘀血,则可使 PaO_2 进一步下降,青紫加重。

⑤呼吸困难:运动后呼吸困难及阵发性夜间呼吸困难,为年长儿左心衰竭的特征。婴儿表现为喂养困难、哺乳时间延长及愿竖抱等。

⑥咳嗽:支气管黏膜充血可引起干咳。如咳嗽明显,或伴有发热,则应考虑有肺部感染。

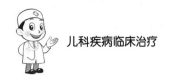

（3）体循环静脉瘀血的表现

患儿体循环瘀血常发生在左心衰竭或肺动脉高压的基础上，但也可单独出现。如肺动脉瓣狭窄、缩窄性心包炎等。

①肝脏肿大：肝大是体静脉瘀血最早、最常见的体征。正常婴幼儿肝脏可在肋下2cm处，若超过此限且边缘较钝，应考虑心力衰竭，进行性增大则更有意义。年长儿可诉肝区疼痛或压痛。长期肝瘀血，可出现轻度黄疸。

②颈静脉怒张：年长儿右心衰竭多有颈静脉怒张；婴儿由于颈部短，皮下脂肪多，不易显示。年幼儿手背静脉充盈饱满，也是体静脉瘀血的常见征象。

③水肿：在成人及年长儿皮下水肿是右心衰竭的重要体征，但在婴儿则因容量血管床相对较大，故水肿不明显，一般仅有眼睑轻度水肿，但每天测体重均有增加，是体液潴留的客观指标。腹水及全身性水肿仅见于较大儿童或缩窄性心包炎及限制型心肌病患儿。

④腹痛：因内脏瘀血及肝大引起。

4.1.2.2 心功能分级

（1）成人及儿童

心脏病患者心功能状态可依据病史、临床表现及劳动耐力的程度，可将心功能分为4级：

①Ⅰ级：患者体力活动不受限制。

②Ⅱ级：较重劳动时，病人出现症状。

③Ⅲ级：轻劳动时即有明显症状，活动明显受限。

④Ⅳ级：在休息状态亦往往有呼吸困难或肝脏肿大，完全丧失劳动力。

（2）婴儿

上述心功能分级用于成人及儿童，对婴儿不适用。有作者认为婴儿心衰大多数因较大的左向右分流导致肺循环血量增多而充血，不同于成人以心泵功能障碍为主。进行心功能分级应准确描述其喂养史，呼吸频率，呼吸形式如鼻扇、三凹征及呻吟样呼吸，心率，末梢灌注情况，舒张期奔马律及肝脏肿大的程度。对婴儿心功能评价按以下分级：

①0级：无心衰表现。

②Ⅰ级：即轻度心衰。其指征为每次哺乳量＜105 ml，或哺乳时间需30 min以上，呼吸困难，心率＞150次/min，可有奔马律，肝脏肿大肋下2cm。

③Ⅱ级：即中度心衰。指征为每次哺乳量＜90 ml，或哺乳时间需40 min以上，呼

吸 >60 次/min,呼吸形式异常,心率 >160 次/min,肝大肋下 2～3cm,有奔马律。

④Ⅲ级:即重度心衰。指征为每次哺乳 <75 ml,或哺乳时间需 40 min 以上,呼吸 >60 次/min,呼吸形式异常,心率 >170 次/min,有奔马律,肝大肋下 3cm 以上,并有末梢灌注不良。

并据以上心衰临床表现制订婴儿心衰分级评分表,可供婴儿心衰心功能分级参考。

4.1.2.3 心功能监测

对严重心衰患儿应检测心功能,包括生命体征和介入性血流动力学监测,连续观察各项参数,并作详细记录,以便及时修改治疗措施。

心率及节律:心电图示波连续监测心率快慢及心律失常的类型。

呼吸频率:必要时监测呼吸情况。

血压:反映左室后负荷。心力衰竭时,心输出量减少,血压降低,组织灌注不良。用血压计监测血压。心功能不全患儿交感神经代偿性增强,外周血管收缩,用袖带间接测定血压不能直接反映动脉压,桡动脉插管直接监测血压,并记录平均动脉压,应维持在 7.8～10.4kPa(60～80 mmHg)。

体温:应检测肛温,因严重心衰患儿末梢血管收缩,腋下温度不准确。肛温 38.5℃提示有感染可能。

动脉血氧:应用脉搏血氧计连续监测动脉血氧饱和度,以便早期发现低氧血症,及时治疗。

中心静脉压:即将导管插至腔静脉接近右房处测量压力。中心静脉压直接与右房压相关联;如右室生理及解剖均正常,则可反映右室舒张末期压力。临床通常以中心静脉压作为右室前负荷的指标,提示回心血量及右心功能,正常值为 0.59～1.18 kPa(6～12cmH$_2$O)。如超过 1.18 kPa(12cmH$_2$O),表明血容量增多,右心衰竭或输液量过多、输液速度过快;低于 0.59 kPa(6cmH$_2$O)提示血容量不足。因此,中心静脉压可作为指导输液治疗的参考。右室舒张末期容量能更好地反映前负荷,除与舒张末期压力有一定关系外,心室顺应性也是决定因素之一。心室顺应性下降时,舒张末期容量减少,而压力上升。

肺毛细血管楔压:采用漂浮导管测定。插管经右室进入肺动脉,至其末端,将导管前端气囊充气,即可测定肺毛细血管楔压。它间接反映肺静脉压、左房压及左室舒张末期压力,用于评价左室前负荷及左心功能。正常值为 1.04～1.56 kPa(8～12 mmHg)。如上升到 2.6 kPa(20 mmHg)以上,提示肺瘀血、肺水肿或左心衰竭。检测

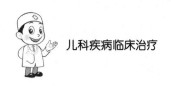

肺毛细血管楔压,对指导扩容、防止肺水肿、使用扩血管及利尿药有参考意义。左室舒张末期压力与容量相关,但受心室顺应性影响。

心输出量:应用热稀释法测定心输出量(Cadiac Output,CO),按体表面积计算出心脏指数。正常小儿心脏指数(Cadiac Index,CI)为 $3.5 \sim 5.5$ L/(min/m²)。缺乏检测设备时,应密切观察患儿神志状态、血压、心率、脉搏、呼吸、末梢循环状况、肝脏大小、肺部有无啰音及尿量,并每半小时记录一次,以了解动态变化及治疗反应,制订相应治疗措施。1985 年在全国小儿心力衰竭座谈会讨论和制订了临床诊断标准。

4.1.3 小儿心力衰竭的诊断

4.1.3.1 小儿心力衰竭的检查化验

血气及 pH 值:患儿不同血流动力学改变可有相应的血气及 pH 值变化。容量负荷过重,严重肺静脉充血,由于肺内右向左分流及通气~灌注功能障碍,使 PaO_2 轻度下降。病情严重者,有肺泡水肿,出现呼吸性酸中毒;病情较轻者,只有肺间质水肿,代偿性呼吸增快则发生呼吸性碱中毒。体循环血量严重降低者,组织灌注不良,酸性代谢产物尤其乳酸积蓄,导致代谢性酸中毒。动脉血氧张力严重减低,如肺血流梗阻、大动脉转位畸形等,无氧代谢增加,虽然体循环血量不少,但氧释放到组织不足,也可导致代谢性酸中毒。

血清电解质:婴儿心力衰竭常出现低钠血症,血钠低于 125 mmol/L,反映水潴留。低氯血症见于用襻利尿药后。酸中毒时血钾水平可升高。用强效利尿药可致低钾血症。

血常规:严重贫血可导致心力衰竭。

尿常规:可有轻度蛋白尿及镜下血尿。

血糖及血钙:新生儿患者应测定血糖、血钙,低血糖或低血钙均可引起心力衰竭。

心肌酶:心肌炎及心肌缺血者,肌酸磷酸激酶(CPK)、同工酶(CK – MB)可升高。

4.1.3.2 小儿心力衰竭的鉴别诊断

年长儿童有典型心力衰竭的症状和体征,一般无诊断困难。婴儿心力衰竭应与毛细支气管炎、支气管肺炎相鉴别。婴儿心力衰竭时,心脏病理杂音可以不明显,尤其新生儿可无杂音。加上心动过速,肺部有干啰音和喘鸣音,常影响心脏听诊效果。轻度发绀、呼吸急促、心动过速、肝大是心力衰竭和肺部感染的共性体征;肺炎合并阻塞性肺气肿使横膈下降,可出现肝下移,造成肝脏增大假象。有时吸氧有助于对肺源性的或心源性的发绀的鉴别诊断;吸氧后肺源性发绀可减轻或消失,血氧分压升高,氧饱和度正常,而心源性者则改善不明显。肺部满布湿性啰音、胸片表现肺部有片状阴影者,支持肺部炎症改变。心脏增大、杂音明显、有肺瘀血的 X 线改变,则为心力衰竭。必要时进行心脏超声检查。心衰确诊后应进一步明确病因。

4.1.3.3　小儿心力衰竭的并发症

肺循环、体循环瘀血,末梢循环障碍,心源性休克,阻塞性肺气肿,腹水和并发感染等。

4.1.4　小儿心力衰竭的预防和治疗方法

有心脏疾患的患儿感染、劳累和精神激动是诱发心力衰竭的主要因素,应积极防止。对有些病例应长期服用洋地黄维持量以防止发生心力衰竭。

4.1.4.1　治疗原则

治疗原则是消除病因及诱因,改善血流动力学,维护衰竭的心脏。通过心衰的病理生理和发病机制的研究,心衰的治疗取得进展。近 40 多年,心衰的临床治疗可分为 4 个阶段:第 1 阶段 1948—1968 年,洋地黄和利尿药,增强心肌收缩力,减轻前负荷;第 2 阶段 1968—1978 年,血管扩张药,减轻前、后负荷;第 3 阶段 1978—1988 年,新型正性肌力药,肾上腺素能激动药和磷酸二酯酶抑制剂;第 4 阶段 1988 年至现在,转换酶抑制剂、β 阻滞药和醛固酮拮抗药,干预神经内分泌系统激活和心室重塑,维护衰竭的心脏。提高患者生活质量,改善预后,延长寿命。至今心衰尚缺乏有效的治疗,死亡率很高,成人资料心衰患者 1 年生存率男性 85%,女性 86%;5 年生存率男性 38%,女性 57%。目前合理的治疗可达到两个目标——提高生活质量和延长寿命。

（1）病因治疗

在治疗心力衰竭的同时,应初步确定病因。可消除的病因,必需根治或使之减轻。小儿心衰主要病因之一为先天性心脏畸形,尤其是常见的左向右分流型先天性心脏病,应于适当时机手术根治,避免发生不可逆性肺动脉高压,失去手术良机,内科治疗只是为手术治疗做准备。目前婴儿严重先天性心脏病患者均可手术纠治,甚至在心力衰竭时进行手术,以期改善供氧及减轻肺循环容量负荷,挽救患儿生命。其他病因也应积极治疗。用抗生素控制感染性心内膜炎或其他感染;输红细胞纠正严重贫血;应用抗心律失常药或电学治疗控制心律失常;心包引流缓解心包填塞;严重肺部疾病患者可使用辅助呼吸措施改善肺功能等。对于急性风湿性心脏炎或心包心肌炎患者,给予肾上腺皮质激素也十分重要。注意锻炼身体,增强体质,合理营养,培养良好生活习惯,按时接受预防接种,避免传染病、饮食不当、不良嗜好等引起的心脏损伤。无症状

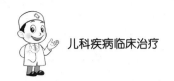

性心衰的早期干预,可以延缓心衰病情进展,改善预后。抑制神经内分泌作用,减轻心室重塑过程是治疗无症状性心衰的重要环节。临床研究证实在有些无症状性心衰阶段应用转换酶抑制药能降低心衰的发病率和死亡率。扩张型心肌病患者左室射血分数<40%,尚未出现心衰症状,如无禁忌情况,应采用转换酶抑制药治疗。

(2)一般治疗

保证患儿休息、防止躁动,必要时用镇静药、采取半卧位、供给湿化氧,并做好护理工作,避免便秘及排便用力。婴儿吸吮费力,宜少量多次喂奶。给予营养丰富、易于消化的食品。急性心力衰竭或严重水肿者,应限制入量及食盐,大约每天入量为 1 200 ml/$^{m^2}$体表面积,或 50~60 ml/kg。

4.1.4.2　洋地黄类药物

洋地黄类药物中,儿科以地高辛为首选药物。

4.1.4.3　利尿药

利尿药作用于肾小管不同部位,抑制钠、水重吸收,从而发挥利尿作用。减轻肺水肿,降低血容量、回心血量及心室充盈压,减轻心室前负荷。利尿药为治疗心衰第一线药。然而长期应用利尿药,易产生耐药性,并有激活 RAAS 的不良反应。

4.1.4.4　转换酶抑制药

转换酶抑制药(ACEI)通过抑制转换酶(ACE)降低循环中 RAAS 活性,使 Ang Ⅱ减少,并参与心血管局部 RAAS 的调节作用。其血流通动力学效应有:扩小动脉和静脉,减轻心室前、后负荷,心肌耗氧和冠状动脉阻力降低,增加冠状动脉血流和心肌供氧,改善心功能。儿科常用:儿科常用卡托普利,依那普利和贝那普利(苯那普利),分述如下:

(1)卡托普利

血流通动力学效应有:体循环和肺循环阻力下降,心脏指数、每搏指数均增加,肺毛细血管楔压下降。患者乏力、气促等临床症状减轻,心功能提高Ⅰ~Ⅱ级,运动耐力增加,尿量增多,发生心律失常减少。后者可能是纠正低血钾和抑制交感神经活性所致。本药口服65%~75%吸收,1 h 后血浆浓度达峰值,半衰期(1.9±0.5)h,作用持续 8 h,故口服 3 次/d 为宜。主要由肾排泄,尿毒症患者半衰期延长。与地高辛合用,可使后者血浓度升高约10%左右。但地高辛中毒反应未见增加。用于心衰患者,可使体内总钾含量及血清钾浓度升高,不宜补钾。口服从小剂量开始,7~10 天内逐渐增加至有效量。新生儿用量:0.1~0.5 mg/(kg·次),2~3 次/d,最大量 2 mg/(kg·d);>1 个月:0.5~1 mg/(kg·次),2~3 次/d,最大量 4 mg/(kg·d)。

（2）依那普利

与卡托普利比较有以下不同点：口服起效时间慢，服药后 4 h 达血药浓度峰值；血压下降较明显，而对水钠排泄作用不明显。口服从小剂量开始，于 1~2 周内逐渐加量。新生儿用量：0.05~0.2 mg/(kg·d)，12~24 h，最大量 0.4 mg/(kg·d)；>1 个月：0.05~0.25 mg/(kg·次)，12~24 h 一次，最大量 0.5 mg/(kg·d)。本剂可供静脉注射，用量 5~10 μg/(kg·次)，8~24 h 一次。

（3）贝那普利（苯那普利）

药物动力学与依那普利相近。口服用量从 0.1 mg/(kg·d) 开始，于 1 周内逐渐增加至 0.3 mg/(kg·d)，分~2 次服。ACEI 应从小剂量开始，逐渐递增，达目标量后长期维持。ACEI 的副作用有低血压、咳嗽、高血钾及较少见的血管神经性水肿。咳嗽是由于缓激肽增多，刺激咽喉及气管壁引起咳嗽反射，亚裔发生稍高。卡托普利尚可引起胃肠不适、嗅觉不良、皮疹、蛋白尿、肾功能损伤及粒细胞减少症。依那普利可引起低血糖反应。ACEI 与吲哚美辛（消炎痛）合用可影响效果。应避免与非类固醇类抗炎药、保钾利尿药合用，肾功能不全者慎用。

4.1.4.5 扩张血管药

扩张血管药主要通过扩张静脉容量血管和动脉阻力血管，减轻心室前、后负荷，提高心输出量；并可使室壁应力下降，心肌耗氧减低，改善心功能。血管扩张药对心衰血流动力学的影响因病情而异。对左室充盈压增高者，血管扩张药可使心输出量增加，反之，对左室充盈压减低者，则可使心输出量下降。应用扩张血管药必要时应监测血压、肺毛细血管楔压和中心静脉压，了解心室前、后负荷状况。小儿扩张型心肌病、二尖瓣或主动脉瓣关闭不全性瓣膜病及左向右分流型先天性心脏病引起的心衰，应用扩张小动脉药，减轻后负荷，有利于控制病情。而左室流出道梗阻型心脏病如主动脉狭窄等，通常不用减轻后负荷药物。治疗心衰，扩张血管药通常与正性肌力药和利尿药联合应用。扩张血管药包括多种作用机制不同的药物。有的直接扩张血管，如提供一氧化氮的硝普钠、硝酸甘油；阻滞 α 肾上腺素能受体的酚妥拉明、哌唑嗪；肼屈嗪（肼苯达嗪）直接扩张阻力血管的作用机制尚不清楚。上述药物主要作用为扩张血管。另外还有多种药物除扩张血管外，同时对心血管还具有其他重要作用，其中包括 ACEI，如卡托普利，依那普利等；磷酸二酯酶抑制剂，如氨力农，米力农等；β 肾上腺素能激动药多巴胺及钙通道阻滞药，如硝苯地平（硝苯吡啶）等。现主要介绍直接扩张血管的药物。

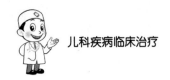

（1）硝普钠

释放一氧化氮，松弛血管平滑肌。静脉输入，作用强，生效快，半衰期短。主要效应为扩张周围小动脉，减轻后负荷，然而扩张静脉，使回心血量减少亦有利。对急性心衰，尤其左心衰竭、肺水肿，伴有周围血管阻力增高者，效果显著。从小剂量开始，逐渐递增，并监测血流动力学参数。见效时心输出量增加，周围阻力及肺毛细血管楔压下降。本药有降低血压反应，应密切监测血压，原有低血压者禁忌。硝普钠代谢过程产生氰化物，在肝内迅速转化为硫氰酸盐，由肾排泄。长期大量应用或肾功能障碍者，可发生氰中毒，出现恶心、呕吐、心动过速、定向障碍，呼吸急促及意识障碍。应监测血硫氰酸盐浓度，如 > 10 g/dl 为中毒。硝普钠溶液受光降解，使用及保存均应避光，随配随用。

（2）硝酸甘油

代谢过程产生一氧化氮，扩张血管，主要作用于静脉。对心脏手术后低心排综合征伴左室充盈压升高及肺水肿者，可选用静脉输入硝酸甘油。前负荷降低时不宜应用，以免使心输出量减少，应监测血流动力学改变。儿科用硝酸酯类不多。

（3）肼屈嗪（肼苯达嗪）

直接松弛小动脉平滑肌，减轻后负荷，对前负荷无效应。对高血压心脏病、扩张型心肌病、二尖瓣或主动脉瓣关闭不全并发心衰可选用肼屈嗪（肼苯达嗪）。副作用包括头痛、心动过速、恶心、呕吐。大量长期用药可发生狼疮样综合征，停药后可消退。

（4）酚妥拉明

为 α 肾上腺素能受体阻滞药，主要扩张小动脉。作用迅速，持续时间短。于静脉注射后 15 min 作用消失。本药尚有增加去甲肾上腺素释放，易致心动过速，甚至心律失常，故不常用于心衰患者。

（5）哌唑嗪

口服吸收好，在肝脏代谢，由胆道排泄。口服 1 h 开始作用，2～3 h 达血浆高峰浓度，作用持续 6 h。首剂用量 5 μg/kg，如无低血压反应，可逐渐增加至 50 μg/（kg·d），每 6 小时 1 次，最大量不超过 0.1 mg/kg，首剂 30～90 min。长期用药易发生耐药性。血管扩张药与儿茶酚胺类药物联合应用，对心脏术后低心排心衰、急性心衰、严重慢性心衰治疗无效者，可取得即时血流动力学改善。通常用硝普钠和多巴胺或多巴酚丁胺联合静脉输入。术后低心排者可联合用硝普钠与肾上腺素。曾报告用硝普钠 1.5～10.9 μg/（kg·min）与肾上腺素 0.15～0.45 μg/（kg.min）治疗先心病术后低心排心衰 13 例，单用硝普钠心脏指数稍增加，但未超过 2 L/（min·m²），加用肾上腺素后均超过 2 L/(min·m²)。直接扩张血管药物有激活交感神经系统及 RAAS 的反应,对心衰不利。另外有的副作用较明显或易产生耐药性,因而临床应用受限制。在心衰治疗上,多于急性心衰或慢性心衰急剧加重时,短期加用硝普钠治疗,即时改善血流动力学状况,使症状有所好转。ACEI 具有减轻前、后负荷作用,又无激活交感神经系统及 RAAS 的不良反应,可长期应用,而且有保护衰竭的心脏、降低患者死亡率的优点,故作为扩张血管药治疗心衰上已广泛应用。

4.2 小儿心律失常

4.2.1 小儿心律失常概述

小儿心律失常主要由折返机制造成,少数为自律性增高或平行心律,小儿症状较成人为轻,常缺乏主诉,个别年长儿可叙述心悸、胸闷、不适。期前收缩次数因人而异,同一患儿在不同时间亦可有较大出入。某些患儿于运动后心率增快时期前收缩减少,但也有反而增多者。本病对药物反应良好的儿科急症之一,若不及时治疗易致心力衰竭。

4.2.1.1 疾病概述

由于小儿的心脏传导系统发育未成熟、生理功能不健全和自主神经不稳定,更易发生心律失常。窦性心律失常健康儿童心脏的窦房结按一定的频率,规律发放冲动。绝大多数窦性心律不齐无须治疗,都与呼吸和迷走神经张力变化有关,此种心跳快慢的变化是随呼吸运动呈周期性改变,屏息时心律不齐消失。少数窦性心律不齐与呼吸无关。频繁出现的期前收缩可有自觉症状,较大的儿童可主诉心悸、自觉心跳有"漏搏"或有心跳到嗓子眼的感觉,小的孩子可表现有乏力、苍白及气促等。

期前收缩一般分为:"良性"(功能性、生理性)期前收缩,无器质性心脏改变,多无症状又可称之为无症状性期前收缩,此类期前收缩不必治疗,经过观察一段时间之后可自然消失。另一类为病理性期前收缩。阵发性室上性心动过速是一种阵发性的室上性心动过速。主要特点为突然发作和突然停止,心率每分钟 200 次以上,如不及时处理可引起心力衰竭。应立即采取刺激迷走神经方法使心搏减慢,如用筷子刺激嗓子的悬雍垂("小舌头")或令患儿深吸气后屏住气,然后作用力呼气的动作;小婴儿还可应用冰袋蒙面法等。

治疗:兴奋迷走神经、电学治疗、介入治疗和药物疗法。

4.2.1.2 症状危害

小儿症状较成人为轻,常缺乏主诉,个别年长儿可叙述心悸、胸闷、不适。期前收

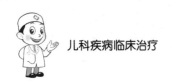

缩次数因人而异,同一患儿在不同时间亦可有较大出入。某些患儿于运动后心率增快时期前收缩减少,但也有反而增多者。后者提示可能同时有器质性心脏病存在的可能。为了明确诊断,了解期前收缩的性质,必须作心电图检查。根据心电图有无 P,波的存在、P,波的形态、P~R 进期长短以及 QRS 波的形态来判断期前收缩属于何种类型。

小儿心律失常可使血液循环失常:当发生心律失常时,心房和心室收缩程序改变,能使心排血量下降30%左右,引起病人心虚、胸闷、无力等症状。

小儿心律失常较严重可致窦性停博、窦房阻滞和心动过缓,出现心动过速综合征(又称慢－快综合征)。

小儿心律失常可导致瘁死:发生瘁死最多的原因是心律失常,其中以室性心动过速、室颤及传导阻滞引起瘁死的发生率最高。

4.2.1.3　疾病病因

常见于无器质性心脏病的小儿。可疲劳、紧张、自主神经功能不稳定等所引起,但也可发生于心肌炎、先天型心脏并或风湿性心脏病。另外,药物如:拟交感胺类、洋地黄、奎尼丁中毒及缺氧、酸碱平衡失常、电解质紊乱(低血钾)、心导管检查、心脏手术等均可引起期前收缩。健康学龄儿童约1%～2%有过期前收缩。

Ⅰ度房室传导阻滞在小儿中可见于正常健康儿童。也可由风湿性心脏炎、病毒性心肌炎、发热、肾炎、先天性心脏病引起。在应用洋地黄时也能延长 P~R 间期。

Ⅱ度房室传导阻滞产生原因有风湿性心脏病、各种原因引起的心肌炎、严重缺样七、心脏手术后及先天性心脏病(尤其是大动脉错位)等。

Ⅲ度房室传导阻滞,又称完全性房室传导阻滞,小儿较少见。病因可分为先天性与获得性两种。前者中约有50%患儿的心脏病无形态学改变,部分患儿合并先天型心生而低血钙与酸中毒也可引起暂时性第三度房室传导阻滞。

4.2.1.4　疾病特点

初生时易发生心律失常,如阵发性室上性心动过速、预激症候群等,以 1 岁以内婴儿多见,随着年龄增长,发育日臻而自行消失。

新生儿期窦性心律极不稳定,婴儿期易发生阵发性心动过速。

如胚胎发育中,房室结区及房室束不相互连接,导致先天性房室传导阻滞。

小儿心律失常中以窦性心律失常最为常见,其次为异位心律,第三是传导阻滞。窦性心律失常中以窦性心动过速居首位,其次为窦性心律不齐,仅此两项占心律失常心电图的786%,二者多数为生理现象。小儿异位心律中以过早搏动(期前收缩)发病率最高,以室性最多,房性次之,结性较少见。传导阻滞中以第Ⅰ度房室传导阻滞占首位,右束支传导阻滞次之。而室性期前收缩,常找不到肯定的原因。新生儿及婴儿早期期前收缩,可随年龄的增长而自愈。

小儿窦性心动过缓、游走心律失常、不完全性束支传导阻滞,以学龄期儿童多见。

小儿心律失常的发病与成人不同之处主要是心房颤动较成人显著减少,只占0.6%,成人心房颤动仅次于室性期前收缩,居第二位。

小儿心律失常病因先天性因素占了一定比例。如三尖瓣下移易并发房性期前收缩、阵发性室性心动过速、心房扑动;大血管易位常并发完全性房室传导阻滞;房间隔缺损常发生第Ⅰ度房室传导阻滞及不完全性右束支传导阻滞。单纯心脏传导系统发育畸形可引起心律失常,如先天性完全性房室传导阻滞。

4.2.1.5 诊断检查

(1)房性期前收缩的心电图特征

①P,波提前,可与前一心动的T波重叠。

②P,－R间期在正常范围。

③期前收缩后代偿间隙不完全。

④如伴有变形的QRS波则为心室内差异传导所致。

(2)交界性期前收缩的心电图特征

①QRS波提琴,形态、时限与正常窦性基本相同。

②期前收缩所产生的QRS波前或后有逆行P,波,P,－R<0.10s,有时P,波可与QRS波重叠,而辨认不清。

③代偿间歇往往不完全。

(3)室性期前收缩的心电图特征

①QRS波提前,其前无异位P波。

②QRS波宽大、畸形、T波与主波方向相反。

③期前收缩后多伴有完全代偿间歇。

4.2.1.6 治疗方案

兴奋迷走神经终止发作对无器质性心脏病,无明显心衰者,可先用此方法刺激咽部以压舌板或手指刺激患儿咽部使之产生恶心、呕吐及使患儿深吸气后屏气。如无时可试用压迫颈动脉窦法、潜水反射法。

以上方法无效或当即有效但很快复发时,可考虑下列药物治疗。

①洋地黄类药物适用于病情较重,发作持续24小时以上,有心力衰竭表现者,室

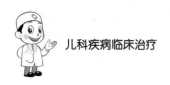

性心动过速或洋地黄中毒引起的室上性心动过速禁用此药。低钾、心肌炎、阵法性室上性心动过速伴房室传导阻滞或肾功能减退者慎用。

②β受体阻滞剂可试用心得安静注,重度房室传导阻滞,伴有哮喘症及心力衰竭者禁用。

③维拉帕米此药为选择性钙离子拮抗剂抑制钙离子进入细胞内,疗效显著。不良反应为血压下降,并能加重房室传小儿心律失常导阻滞。

药物通过升高血压,使迷走神经兴奋对阵发性室上性心动过速伴有低血压者更适宜,因增加心脏后负荷,需慎用。

电学治疗对个别药物疗效不佳者,除洋地黄中毒外可考虑用直流点同步电击转律。有条件者,可使用经食管心房调搏或经静脉右房内调搏终止室上速度。

射频消融术药物之老无效,发作频繁,逆传型房室折返型可考虑使用此方法。

4.2.1.7 保健贴士

预防诱发因素。常见诱因:暴饮暴食,消化不良,感冒发烧,摄入盐过多,血钾、血镁低等。可结合以往发病的实际情况,总结经验,避免可能的诱因,比单纯用药更简便、安全、有效。

稳定的情绪。保持平和稳定的情绪,精神放松,不过度紧张。避免过喜、过悲、过怒。不看紧张刺激的电视,球赛等。

自我监测。有些心律失常常有先兆症状,若能及时发现及时采取措施,可减少甚至避免再发心律失常。有些病人对自己的心律失常治疗摸索出一套自行控制的方法,当发生时用以往的经验能控制心律失常。

定期检查身体。复查有关项目,合理调整用药。心电图、电解质、肝功等,因为抗心律失常药可影响电解质及脏器功能。用药后应定期复诊及观察用药效果和调整用药剂量。

合理安排休息。心律失常患者应保证有充足的睡眠。饭后不宜立即就寝。睡眠的姿势应采取右侧卧位,双腿屈曲。

注意合理饮食。饮食要清淡而富于营养。烹调要用植物油,减少胆固醇的摄入量。多吃新鲜水果和蔬菜。饮食要适量,不宜过饱。

注意锻炼适度。心律失常患者不适合做剧烈运动,若有胸闷、胸痛、气慌、气短和咳嗽、疲劳等不适出现,则应立即停止运动。

4.2.2 窦性心律失常

心脏激动虽起源于窦房结,但其频率或节律有变化的心律。

4.2.2.1 窦性心动过速

简称窦速,指窦性心律频率超过正常范围上限。

(1)心电图特点

①P波呈窦性(指Ⅰ、V6导联P波直立,aVR导联倒置,Ⅱ、aVF、V5导联大多直立,同一导联P波形态相同。)P-P间距缩短,P-R间期不小于正常低限(0.10秒,婴儿0.08秒)。

②心率大于下列范围:140次/分,1~6岁者>120次/分,>6岁者>100次/分。

③心率过快时,P波与T波可重叠,P-R段及ST段可下降,T波平坦甚至倒置。

(2)临床意义

①运动、兴奋、紧张、疼痛、哭闹、直立调节障碍。

②应用药物(交感神经兴奋药、副交感神经抑制药)或摄入刺激性食物(酒、咖啡等)。

③发热、感染、出血、贫血、休克。

④器质性心脏病(先天性心脏病、心力衰竭、感染性心肌炎、各种心肌病、心内膜弹力纤维增生症、二尖瓣脱垂、川崎病及缺血性心脏病、风湿热及风湿性心脏病、结缔组织病、先天性或获得性长Q-T综合征、心导管检查及心脏手术、心脏肿瘤等)、β受体功能亢进、心脏神经官能症、甲状腺功能亢进症等。

鉴别要点窦速应与阵发性室上性心动过速(室上速)鉴别。

治疗病因治疗。

4.2.2.2 窦性心动过缓

简称窦缓,指窦性心律频率低于正常范围下限。窦性心动过缓可伴有窦性心律不齐、窦房传导阻滞、窦性静止、交界性或室性逸搏等。

(1)心电图特点

①P波呈窦性,P-P间距延长。

②心率小于下列范围:<1岁者分,>6岁者<60次/分。

③P-R间期不小于正常低限。

(2)临床意义

①迷走神经张力增高,如睡眠、屏气、呕吐、晕厥、胃显著扩张、颅内压增高、高血压、压舌板检查咽部、压迫颈动脉窦、眼球等。

②新生儿吞咽、吸吮、呃逆、咳嗽等动作可兴奋迷走神经使心率减慢。

③药物(副交感神经兴奋药、交感神经抑制药、洋地黄等)可使心率减慢。

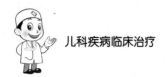

④急性感染恢复期、电解质紊乱、器质性心脏病、病态窦房结综合征、甲状腺功能低下、结缔组织病、心脏手术停搏前或临终前。

⑤新生儿窒息可引起窦房结功能不良。

(3)治疗针对病因治疗。

4.2.2.3 窦性心律不齐

简称窦不齐,指窦房结发出的激动不匀齐,使节律快慢不等。心脏听诊应注意与期前收缩鉴别。窦性心律不齐如伴窦缓,临床意义同窦缓。

心电图特点:

①P波呈窦性。

②P - P间距相差 >0.16秒。

③窦性心律不齐可伴随窦缓。

临床意义多为呼吸性窦性心律不齐,即吸气时心率增快,呼气时心率减慢。与呼吸无关的窦性心律不齐,较少见,可能为自主神经系统张力不平衡所致。亦可见于迷走神经张力增高、应用药物(副交感神经兴奋药、交感神经抑制药、洋地黄等)、器质性心脏病。

治疗针对病因治疗。

4.2.3 游走性心律

起搏点游走于窦房结内或窦房结至房室结之间,发出不规则激动。

4.2.3.1 心电图特点

窦房结内游走性心律P波呈窦性,但同一导联中P波形态略有不同,P - P间距不等(与呼吸无关);P - R间期不等, >0.10秒。

窦房结至房室结间游走性心律P波呈窦性,但同一导联中P波形态有明显周期性变化,可从直立转为平坦继而倒置(与呼吸无关);P - R间期不等。

4.2.3.2 临床意义

同窦性心律不齐。

4.2.3.3 治疗

针对病因治疗。

4.2.4 室上性快速心律失常

室上性快速心律失常包括阵发性室上性心动过速、紊乱性房性心动过速、心房扑动及颤动。

4.2.4.1 阵发性室上性心动过速

简称室上速,指异位激动起源于希氏束分叉以上的心动过速。

(1)心电图特点

①3 个或 3 个以上连续的室上性(房性或交界性)期前收缩,频率多为 140~300 次/分,R－R 间距较规则。

②QRS 波形态与窦性 QRS 波相同,时间 <0.10 秒(婴儿 >0.08 秒)。

③继发性 ST－T 波改变,ST 段下降,T 波可倒置。

(2)临床意义

多数无器质性心脏病。有房室旁路(体表心电图正常或有预激综合征)或房室结双径路的健康小儿可因期前收缩诱发室上速。胎儿、新生儿、小婴儿心脏传导系统发育不成熟亦可出现室上速。少数见于感染、器质性心脏病、窒息、缺氧、酸中毒、电解质紊乱、药物作用(如洋地黄、交感神经兴奋剂、麻醉剂等)、甲状腺功能亢进症。年龄愈小,心率愈快,发作时间愈长,愈容易发生心力衰竭。

(3)鉴别要点

室上速与窦速鉴别。室上速伴室内差异性传导,应与阵发性室性心动过速(室速)鉴别。

(4)治疗要点

①采用刺激迷走神经的方法可终止发作如深吸气后屏住呼吸、压舌板刺激咽部、潜水反射。潜水反射方法:用装 4~5℃ 的冰水袋,或以冰水浸湿的毛巾敷整个面部,每次 10~15 秒,1 次无效,隔 3~5 分钟可再用,一般不超过 3 次。

②抗心律失常药物首选普罗帕酮,也可用胺碘酮等抗心律失常药物。如发作时间较长,有心力衰竭,首选地高辛。药物与潜水反射可交替应用。

③经食管心房起搏终止发作。

④电击复律。

⑤针对病因治疗房室旁路或房室结双径路如室上速发作频繁,应行射频消融治疗。

4.2.4.2 紊乱性房性心动过速

简称紊乱性房速,为心房内有 3 个或 3 个以上的异位起搏点引起的房速,又称多源性房速或紊乱性房性心律。

心电图特点:

①不规则房性心律,房率一般为 140~250 次/分。

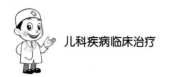

②同一导联有 3 种或 3 种以上不同形态的异位 P 波,与窦性不同。

③P－P 波间有等电位线。P－P、P－R、R－R 间隔不等。

④常有房室传导阻滞,室率较房率慢。

⑤可有室内差异性传导。

临床意义同室上速。

治疗要点药物治疗同室上速。也可用电击复律。应针对病因治疗。

4.2.4.3 心房扑动

由于激动在心房内快速环行运动所产生的一种自动性快速而规则的心律失常。

(1)心电图特点

①P 波消失,代之以连续、快速、规则、大小相同的锯齿状的扑动波(F 波),各波间无等电位线,频率多为 260~400 次/分,少数可达 450 次/分,平均 300 次/分。

②QRS 波形态与窦性 QRS 波相同或增宽(伴有室内差异性传导)。

③心室律规则(房室传导比例固定,多为 2:1,或 3:1、4:1、5:1,或呈完全性房室传导阻滞),亦可不规则(房室传导比例不固定)。

(2)临床意义

胎儿、新生儿、小婴儿心脏传导系统发育不成熟可出现房扑。房扑亦可见于预激综合征的小儿。1 岁以上的小儿房扑可见于器质性心脏病、电解质紊乱、洋地黄中毒、甲状腺功能亢进症。心室率愈快,发作时间愈长,愈容易发生心力衰竭。

(3)治疗要点

①药物:应用地高辛、普罗帕酮、胺碘酮等抗心律失常药物。预激综合征如发生房扑,则禁用洋地黄。

②经食管心房起搏终止发作。

③电击复律。

④针对病因治疗。

4.2.4.4 心房颤动

房颤是一种自动性心房内多个微折返或环行运动所致的极快速的房性心律失常。

(1)心电图特点

①P 波消失,代之以纤细、零乱、快速和形态不同的颤动波(f 波),各波间无等电位线,频率 400~700 次/分。

②QRS 波形态与窦性 QRS 波相同或增宽(伴有室内差异性传导)。

③心室律不规则。

（2）临床意义

房颤见于器质性心脏病、洋地黄中毒、电解质紊乱、预激综合征、甲状腺功能亢进症。

（3）治疗要点

一般首选地高辛治疗，也可用普罗帕酮、胺碘酮等抗心律失常药物。预激综合征如发生房颤，则禁用洋地黄。亦可用电击复律。应针对病因治疗。

4.2.5　特殊类型的心率失常

4.2.5.1　冠状窦心律和左房心律

（1）心电图特点

①冠状窦心律Ⅱ、Ⅲ、aVF 导联 QRS 波前有 P 波倒置，P' – R 间期 > 0.10 秒；Ⅰ、V5、V6 导联 P 波直立；QRS 波时间正常。

②左房心律Ⅰ、V6 导联 P 波倒置；aVR 导联 P 波直立；Ⅱ、Ⅲ、aVF、V5 导联 P 波可以倒置。

（2）临床意义

都属于交界性心律，可见于健康小儿，坐位、立位心电图或心电图平板运动试验可转为窦性心律。也可见于先天性心脏病、风湿性心脏病、洋地黄中毒等。

4.2.5.2　加速性交界性心动过速

心电图特点交界性心律，P 波为逆行型，频率 70～130 次/分，常与窦性心律交替出现，可见房性融合波。

临床意义可见于健康小儿，坐位、立位心电图或心电图平板运动试验可转为窦性心律。也可见于器质性心脏病、洋地黄中毒等。

4.2.5.3　加速性室性自博心律

心电图特点室性心律，频率 <120 次/分，常与窦性心律交替出现。

临床意义可见于健康小儿，也可见于器质性心脏病、洋地黄中毒等。

4.3　小儿先天性心脏病

先天性心脏病是小儿最常见的心血管疾病，是由于在胎儿发育的早期，一般是胚胎的前 3 个月，由于病毒感染、药物损害、电磁辐射、营养缺乏使胎儿心血管发育停顿或发育异常所致。

常见的先天性心脏病主要有房间隔缺损、室间隔缺损、法洛氏四联症、动脉导管未

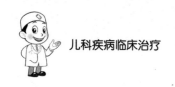

闭、肺动脉瓣狭窄、大血管错位、主动脉缩窄和三尖瓣闭锁等。较重的先天性心脏病在婴幼儿期就会有明显的症状和体征,如明显青紫、眼结膜充血、喜欢蹲踞片刻再起立行走等。

4.3.1 病机

4.3.1.1 胎儿发育环境的因素

子宫内病毒感染是最重要的先天性心脏病原因,其中又以风疹病毒感染最为突出,其次为柯萨奇病毒感染。母亲如在妊娠前三个月内患风疹,则所产婴儿的先天性心脏病患病率较高;其中以动脉导管未闭和肺动脉瓣口狭窄为多。这是由于胎儿心脏大血管的发育在妊娠第二至八周中形成,而此时子宫内病毒感染足以影响到胎儿心脏发育之故。其他如羊膜的病变、胎儿受压、妊娠早期先兆流产,母体营养不良、糖尿病、苯酮尿、高血钙、放射线和细胞毒性药物在妊娠早期的应用等,都是使胎儿发生先天性心脏病的原因。母亲在怀孕期间吃了某些药物,也可以导致胎儿心脏畸形。

4.3.1.2 早产

早产是重要的先天性心脏病原因。早产儿患室缺和动脉导管未闭者较多,前者与心室间隔在出生前无足够时间完成发育有关,后者与早产儿的血管收缩反应在出生后还不够强有关出生时体重在 2 500 g 以下的新生儿尤易患先天性心脏病。

4.3.1.3 高原环境

高原氧分压低是先天性心脏病原因之一;高原地区先天性心脏病 – 动脉导管未闭和先天性心脏病房缺较多。我国青海高原本病患病率远较平原地区高。

4.3.1.4 遗传因素

遗传因素也是先天性心脏病原因之一。在一个家庭中,兄弟姊妹同时或父母子女同时患先天性心脏病,以及不少染色体异常的遗传病同时有心脏血管畸形的事例,说明本病有遗传因素存在。遗传学的研究认为,多数的先天性心脏病是多个基因与环境因素相互作用所形成。

4.3.2 类型

根据左右心腔或大血管间有无分流和临床有无青紫,可将先天性心脏病分为3类:

4.3.2.1 左向右分流型(潜伏青紫型)

在正常情况下由于体循环压力高于肺循环,若左右两心腔间存在异常通道血液从左向右分流则不出现青紫。当屏气、剧烈哭闹或任何病理情况致肺动脉和右心压力增高并超过左心压力时,则可使氧含量低的血液自右向左分流而出现青紫,故此型又称潜伏青紫型。常见室间隔缺损、房间隔缺损和动脉导管未闭等。

4.3.2.2 右向左分流型(青紫型)

由于畸形的存在,致右心压力增高并超过左心而血液从右向左分流或大动脉起源异常时,使大量氧含量低的静脉血流人体循环,出现持续性青紫。常见的有法洛四联症和大动脉错位等。

4.3.2.3 无分流型(无青紫型)

在心脏左、右两侧或动、静脉之间无异常通路或分流,如主动脉缩窄和肺动脉狭窄等。

先天性心血管病是先天性畸形中最常见的一类。随着心脏诊断方法及外科手术治疗技术的进展,目前绝大多数先天性心血管病均能获得明确的诊断和手术矫正治疗,预后较前有明显的改观。

4.3.3 常见症状

先天性心脏病有以下常见症状,但轻症先天性性心脏病可无明显症状。

青紫:青紫是青紫型先天性心脏病(如大血管错位,法乐氏四联症等)的突出表现。可于出生后持续存在,也可于出生后三至四个月逐渐明显,在口唇、指(趾)甲床、鼻尖最明显。而潜伏青紫型心脏病(如室间隔缺损、房间隔缺损、动脉导管未闭)平时并无青紫,只是在活动、哭闹、屏气或患肺炎时才出现青紫,晚期发生肺动脉高压和右心衰竭时可出现持续青紫。

心脏杂音:多数先天性心脏病都可听到杂音,这种杂音比较响亮,粗糙,严重者可伴有胸前区震颤。心脏杂音多在就诊时被医生发现。部分正常儿童可有生理性杂音。

体力差:由于心功能差、供血不足和缺氧所致,重症患儿在婴儿期即有喂养困难,吸吮数口就停歇,气促,易呕吐和大量出汗,喜竖抱,年长儿不愿活动,喜蹲踞,活动后易疲劳,阵发性呼吸困难,缺氧严重者常在哺乳、哭闹或大便时突然昏厥,易出现心衰。

易患呼吸道感染:多数先天性心脏病由于肺血增多,平时易反复患呼吸道感染,反复呼吸道感染又进一步导致心功能衰竭,二者常常互为因果,成为先天性心脏病的死亡原因。

心衰:新生儿心衰被视为一种急症,通常大多数是由于患儿有较严重的心脏缺损,其而且临床表现是由于肺循环、体循环充血,心输出量减少所致,患儿面色苍白,憋气,呼吸困难和心动过速,血压常偏低,可听到奔马律,肝大,但外周水肿较少见。

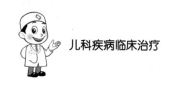

蹲踞:患有发绀型先天性心脏病的患儿,特别成功是法洛氏四联症的患儿,常在活动后出现蹲踞体征,这样可增加体循环,血管阻力从而减少心隔缺损产生的右向左分流,同时也增加静脉血回流到右心,从而改善肺血流。

杵状指(趾)和红细胞增多症:发绀型先天性心脏病几乎都伴杵状指(趾)和红细胞增多症。杵状指(趾)的机理尚不清,楚但红细胞增多症是机体对动脉低血氧的一种生理反应。

肺动脉高压:当间隔缺损或动脉导管未闭的病人全国出现严重的肺动脉高压和发绀等著名综合征时,被称为艾森曼格氏综合致力症。硕士临床表成功现为发绀红细胞增多症,杵状指(趾)右心衰竭征象,如颈静脉怒张,肝肿大,周围硕导组织水肿,这时病人已丧失了手术的机会,唯一等待的是心肺移植。

发育障碍:先天性心脏病的患儿往往发育不正常表现为引录瘦弱营养不良发育迟缓等。

其他症状:先天性心脏病如有左心房扩大或肺动脉压迫喉返神经,则自幼哭声嘶哑、易气促、咳嗽;合并其他畸形,如先天性白内障、唇腭裂和先天愚型等;心室增大可致心前区隆起,胸廓畸形;持续青紫者可伴有杵状指,多在青紫出现后1～2年形成。

4.3.4 治疗

先天性心脏病是由于在胎儿期心脏血管发育异常而致的心脏血管畸形,是小儿时期最常见的心脏病,约占出生婴儿的15%左右,主要分为两大类:发绀型及非发绀型。发绀型即出生后婴儿口周及四周末梢出现青紫,尤以哭闹时明显;非发绀型婴儿早期无症状,往往在查体时发现心脏杂音,经超声心动图检查即可确诊。主要为动脉导管未闭、房间隔缺损、肺动脉瓣狭窄等,确诊后的心脏病应早期治疗,需要在体外循环下心内直视修补,常规要选择胸部正中切口,劈开胸骨来显示手术部位,术后常常留下较大的瘢痕。

心外科采用右腋下胸部小切口治疗小儿先心病,不劈开胸骨,不切除或切断肋骨,保持了骨性胸廓的连续性,手术创伤小,疼痛轻,恢复快,切口小,且位于腋下及侧胸壁,右上肢功能位时,几乎看不到切口瘢痕,使病儿和家长摆脱因胸骨前正中切口所留下的瘢痕而造成的负担和痛苦。

近20多年来由于先进的现代检查技术的发展(如心导管术、心血管造影术、彩色多普勒超声心动图和核素心血管造影等)及低温麻醉、体外循环和心脏外科手术的进展,很多常见的先天性心脏病能得到准确的诊断与根治,部分复杂的心脏畸形也可以进行手术治疗。

4.3.4.1　手术治疗

室间隔缺损：是先天性心脏病中最常见的一种。小型缺损，常无明显症状，大型缺损，可见发育迟缓、疲倦无力、消瘦、苍白、易患上呼吸道感染。室间隔缺损，一部分患儿在 10 岁前尚有自行闭合的可能，所以，如无并发症，手术可在 10 岁以后进行。

动脉导管未闭：是小儿先天性心脏病较常见的一种类型，这一型的临床表现决定于导管之粗细，导管口径较细者，可没有症状，或仅在活动后感到疲乏无力、气急、多汗，经检查确诊后，最好在 4～15 岁进行手术治疗，因 4 岁以前尚有自行愈合的可能。

房间隔缺损：女孩多于男孩，临床表现因缺损大小而异。一般可见发育迟缓、面色苍白、易疲劳、活动后常出现胸闷气短。如无并发症，应在 10～15 岁进行手术治疗为宜。

法洛氏四联症：此型较重，常在婴儿时期即出现口唇、指、趾端发绀、气急、呼吸困难、发育迟缓、指、趾因缺氧而呈鼓槌状。一般在 5～15 岁进行手术治疗较为理想，但手术成功率不高。

4.3.4.2　护理

对于患先天性心脏病的患儿，在配合医生积极治疗的同时，家长的悉心护理也很重要，护理时要特别注意以下七点：

前胸正中切口心脏手术后的患儿，为防止胸骨畸形，形成"鸡胸"，睡觉尽量要仰卧，少侧卧。

心功能不全的孩子往往出汗较多，需保持皮肤清洁，夏天勤洗澡，冬天用热毛巾擦身（注意保暖），勤换衣裤。

患儿术后一般均需服用一段时间的强心药物（地戈辛片）、利尿药物（螺内酯片）、补钾药物（枸橼酸钾口服液）。值得注意的是，每天要监测孩子的脉搏，如果心率低于每分钟 70 次时就要停用地戈辛片。

术后早期（1～2 个月内）定期称体重，一般每周一次，体重于短期内增加明显，要加用呋塞米。

手术后三个月内如遇到感冒、腹泻、牙龈炎、扁桃体炎等，以及不明原因的发烧时，需及时治疗，适当应用敏感抗生素加以控制。

出院后早期活动要适量，不要劳累过度，要逐渐增加活动量和强度，尤其是在出院后 1～3 个月内要限制活动。

出院六个月后复查胸片、心电图等。一般出院后一年来院复查，以后定期随访，以了解心功能的恢复情况。